行政薬剤師の手記

保健所における 新型コロナとの闘い

はやし まさひろ

東京図書出版

目 次

もうひとつの目次

　厚生労働省のオープンデータに基づき、第1〜第7波までをグラフで可視化し、新型コロナウイルス感染症感染者数の推移に応じた目次。

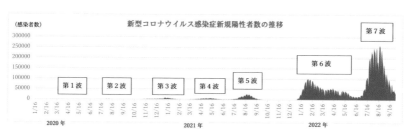

新型コロナウイルス感染症新規陽性者数の推移

序　章

筆者の自己紹介を含め、手記作成の動機を綴る

本日は、令和4年9月14日。

筆者がこの原稿の執筆を始めた日。世間では、令和元年12月から始まった、新型コロナウイルス感染症患者の発生者数増大、第7波のピークを過ぎ、全国的に患者数が減少の一途を辿る時期に入ってきた。

武漢株から始まり、アルファ株、デルタ株、オミクロン株……次々と出てくる新型コロナウイルスの変異株、令和4年度の初めころまでに、現在に通じる「オミクロン株」の亜型BA.1株による第6波のピークは過ぎたものの、感染者の発生が高止まりで継続している中、同株から数種類派生した、さらに新しい変異株の話が出てきたと記憶しているが、その変異株であるBA.5株が、令和4年の夏に大暴れした。この第7波の患者数は、第6波の倍どころではない。これまでの保健所業務上では考えられない津波が押し寄せたような猛威で現れたのだった。

さらに、業務に苦しむ中、同株から、重なって新たな派生株、BA.2.75ケンタウロス等の出現云々と、次々と変異株の話がもち上がってくることで、やはりキリがなかった。

このウイルスは、正にオニの如し、この先、間違いなく第8波、第9波が来ることを考えざるを得ない、どこまで行っても悲しい方向しか見えない、保健所のコロナ対応には終止符を打てない、もう永遠に終わりが来ない様相であった。

このまま12月が来れば、新型コロナウイルス感染症対応から、丸3年を迎えることになるところだった。

ところが、遂に、令和4年8月下旬に岸田総理大臣が「発生患者すべてを把握する全数把握体制を見直す、9月26日から全面施行する」という英断に踏み切られた。ようやく保健所業務、感染症担当課職員の負担が軽減される、この忌まわしい肩の荷を下ろせる方向に進んでいく、と保健所の管理職員の一人として、大きく期待できる運びとなったのであった。万歳三唱、めでたし、めでたし……。

　と、ここで話を終えて、このまま野放図にフェードアウトすると、「喉元過ぎれば熱さを忘れる」となり、次に新たな、別の（縁起でもない）ウイルスが出現したときに、次世代の保健所においても、同じ辛い対応を繰り返すことになってしまう。そこで反省も含め、発生時から筆者の過ごしてきた2カ所の保健所におけるコロナへの全職員体制、「ワンチーム」としての舵取り、なすべき（だった）動きや方向性を改めて振り返りながら、公衆衛生上の話のみならず、別の視点も踏まえつつ、全国から見れば、ちっぽけな一例にしか過ぎないだろうが、詳しい足跡をこの手記を通じてお伝えしたい。

　なお、私事、筆者は医師ではない、薬剤師である。日本薬剤師会会員の「行政薬剤師」の立場でもある。昭和61年3月、埼玉県にある城西大学薬学部薬学科卒業、63年3月、同大学薬学研究科の修士課程を修了している。筆者は、その修了の年度に併せて、とある都道府県（自治体）の公務員試験を受け、薬学教育を受けた技術吏員として奉職し、30年以上当自治体知事の辞令の下、割り当てられた保健所業務と自治体本庁業務を交互に行ってきた。
「薬剤師」の免許は殆ど（全くと言っていいほど）使うことはなく、法律に基づく規制行政、薬事や健康増進、環境や廃棄物の業務に携わってきた人物である。

　新型コロナウイルス感染症用務も同様で、保健所では医師と保健師等が中心となって、現場の業務に立ち向かう流れとなる。

　ただ、本自治体では、健康増進分野の業務では、医師、保健師の他、管理栄養士、臨床検査技師、放射線技師はいるが、「薬剤師」としての配属はなく、保健所では「単なる薬学を履修した技術職員」として扱われ、中途半端な立場となっている。

　だからこそ、感染症対策については、薬学的な知識の及ぶところがないものかどうか、業務の隙間、本来埋めなくてはならない隙間を直接の担当者と議論しながら、自治体の上層部に状況を伝えていく、組織上の役割を果たせるように、コロナ業務に参画しなければならない立場であることを、改めて自覚していく必要があったものと振り返る。

第1章

国内における「新型コロナウイルス感染症」患者の発生から、いわゆる第1波に至るまでの筆者所属B保健所における住民対応体制の整備

新型コロナウイルス感染症のはじまり

令和元年12月、中国の湖北省武漢市で、原因となる病原体が特定されない肺炎の発生が複数報告されている旨厚労省が発表(令和2年1月6日)

令和2年1月31日　WHO、新型コロナウイルス感染症拡大の恐れ、国際的に懸念される旨の緊急事態を宣言

令和2年2月上旬　各都道府県で感染症専門家会議の開催(本自治体:2月4日実施)

　　　2月7日　国が新型コロナウイルス感染症を指定感染症に指定し、感染者に対する入院勧告や就業制限をかけていくことになった(……保健所業務多忙の根源は、ここにあり)

　再掲する形となるが、筆者は、とある自治体に30年以上奉職し、定年まであと4年、57歳になる年の4月、技術次長としてB保健所に赴任した。技術職務上の管理職に就いていた中で、正に「戦前・戦後」と同じように「コロナ禍前・コロナ禍後」と表記されるようになるかもしれない、歴史を左右すると言っても過言ではない、この「新型コロナウイルス感染症」と対面することとなる。

　令和元年12月中旬頃、保健所職員の噂話で、「なんだか、中国でひどい肺炎が起こって、死者が増えているみたいな?」「肺炎?　風

邪の重い奴？」「インフルエンザとは違う？　コロナ？　SARS とか
MERS とか、あの部類の奴？」という話題が出た。

　過去、日本で新型インフルエンザ（2009A H1N1）が流行った数年
後、中東でコロナウイルスを原因とする急性呼吸器症候群（MERS）
が流行したものの、日本では少し騒がれた気配があったか・なかった
か、喉元過ぎれば何とやら、関心が薄かった筆者のような健常人に
は、日本での MERS の感染については殆ど聞き及ばなかったと思う。

　初めて中国コロナの話を受けて、令和 2 年の正月を迎えた後、1 月
15 日、日本で初の新型コロナウイルス感染症患者が確認された旨の
報道発表があった。

　「武漢」を限定する発症云々の話を受けながらも、中国では丁度、春
節と呼ばれる大型連休（1 月 24 日〜30 日）があり、当「武漢」から
も多くの中国人観光客が日本を訪れてくるのではないか？　と聞かさ
れた（筆者はまだ、全く危機感もなく無頓着だった……）。

　1 月 24 日に国内 2 例目の患者発生報道、その後の数日間、ほぼ毎
日 1 〜 2 名程度の新規の感染者発生の報道発表が続いた。
　発生患者は武漢の滞在歴のある者で、日本に帰国してからの発症者
が殆どであり、武漢の滞在歴のない者での初めての感染者も、丁度、
武漢からのツアー客を乗せたバスの運転手とガイドだったということ
で、保健所職員として当面は「武漢の滞在歴ありの者、武漢からの観
光客と接触した者」に注意を払う程度（警戒感は殆ど感じず）で本自
治体での感染の恐れには、全くと言っていいほど、考えが及んでいな
かった。

　しかしながら、周りの職員の中では「アジア観光客、中国人の日本
商品爆買いツアー云々……」と不安を煽るセリフが多く飛び交い、な

んとなく、わずかに緊張感が漂ってきて、さらに当時の「武漢市」の人口が東京都の人口よりも多い、1,090万人、ともわかり、ここである程度の危機感が募ったのを覚えている。

　爆買い観光客は関東に集中する、と思いつつも日本は広くない、狭い。
　国内であれば、羽田から飛行機で1〜2時間もあれば、どこにでも行くことができるので、もし、患者が増える状況であれば、広がりも速いかもしれない。
　……んー、どうなのかなー……やっぱり、ちょっとヤバいのかなー。

　筆者がまだまだ呑気な中、自治体本庁、感染症の担当課では、協議を進め、過去の新型インフルエンザが発生したときの体制を参考にしつつ、新型コロナウイルス感染症患者の国内発生初期段階における受け入れ医療機関をどうするか等、担当課長や部局長らが自治体内の医師会や病院協会と協議し（たと思われ）、各保健所には、都道府県としての第一段階の方向性を示す連絡が入った。

　　「疑わしい患者が出た場合、現段階ではどこの医療機関でも対応は可能。念のため一般医療機関で対応が困難な場合も想定されるため、協力医療機関を各保健所（各医療圏域）で一カ所以上確保するよう努めてもらいたい」

　併せて1月15日に国立感染症研究所と国立国際医療研究センターが連名で発出した文書「中国湖北省武漢市で報告されている新型コロナウイルス関連肺炎に対する対応と院内感染対策」の中に、「新型コロナウイルス関連肺炎の疑い例の定義」が示され、医療現場で対応することになる「疑い例」について把握しておくように指示を受けた。

➤当通知の抜粋

　以下のⅠ－Ⅱ全てを満たす場合を「疑い例」とする。

　Ⅰ．発熱（37.5度以上）かつ呼吸器症状を有している。

　Ⅱ．以下の（ア）、（イ）の曝露歴のいずれかを満たす。

　　（ア）武漢市内を訪問した。

　　（イ）武漢の新型コロナウイルスの患者、またはその疑いがあ
　　　　る患者と２メートル以内での接触歴がある。

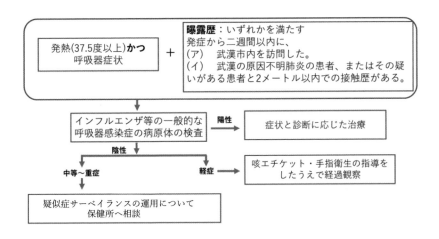

　筆者は医師ではない立場ながら、「どこの医療機関でも対応可能」の文言に、ホントか？　大丈夫か？　まだ、情報が少ないから、「症状と診断に応じた治療」として、風邪や肺炎治療の一環で対症療法、投薬治療は行えるものだ、というだけの判断なのか？　不安が過った。

　実は筆者は過去、新型インフルエンザ（2009A H1N1）が発生（2009年４月下旬）したとき、殆ど何も知らないまま、その４月から自治体本庁の感染症の担当課の担当に配属となり、受け入れ医療機関を確認していく段階で、相当苦労したことを思い出していた。

感染症のことに一番詳しいのは、当然、医師である。協力可能な医療機関を増やせるように当時、いくつかの呼吸器内科を含む有床の医療機関に電話をしてみた。しかし、ワクチンも当然まだない、強毒型の新型インフルエンザ、死亡率も高いと噂されていたこともあり、「うちでは受けられません、他の患者に感染したらまずいし、自身が感染して、自身が感染源になって、患者を増やしてしまっては元も子もないし、もっと大きな病院に頼んでくださいよ」と殆ど取り合ってもらえなかった。事実、仮に感染した場合の補償も準備も何もできていない状況であり、医師が、医師自身、自身の施設、施設の患者を守ることは当然であるし、断られても、それは仕方のないことでしかなかった。

　海外での感染者の発生から国内での感染者の発生を食い止めていくためには、まずは水際対策となる。
　検疫で感染者を見つけることができれば、入国段階で隔離、治療もできるので、国内へのウイルス侵入を防ぐことができる。

　防いでいる間、時間を稼いでいる間に、国では、国内感染者の発生に備えて、まずは早急に、疑わしい患者の受け入れ、診察や検査ができる医療機関を整備するように各都道府県に通知を発する。
　本自治体では、その通知から、ほぼ即日、自治体内の各保健所管内に一つ以上の「発熱外来、帰国者接触者外来」が立ち上がったのを記憶している。
　その準備から間もなく、関西において、新型インフルエンザの国内感染者第1号が確認された。国内の初期感染時期に入ったのだった。

「発熱外来・帰国者接触者外来」では、厚生労働省から示された症例定義に基づき、感染者が発生した地域に滞在し、帰国後、37.5度以上の発熱、呼吸器症状のある者を受け入れて診断を行っていく。新型インフルエンザは、当該発熱等の症状があり、かつインフルエンザA型

の陽性者かどうかを確認し、A型陽性の場合、医師が咽頭ぬぐい液を患者から検体として採取し、保健所職員がその検体を自治体の試験検査機関に搬送し、順次PCR検査（遺伝子を増幅させて、ウイルスの型を同定、確認する検査）を実施し、判定・確定診断を行っていくこととしていた。

「発熱外来、帰国者接触者外来」として、協力・対応が可能となる医療機関となれば、頭に浮かぶのは地域の基幹病院であり、一般患者と出入口を別にできる屋外や地下や屋上の駐車場にプレハブを設けるなど、即座に感染症対策を施せる場所や施設を構えられるところに限られてくると予測する。

　もし、地域で受け入れてもらえる医療機関が一つもなければ、患者は地元の医療圏を超え、離れた市町の受け入れ病院へと足を運ぶ最悪の事態となり、地域の医療が機能していない、と言っても過言ではない。国内すべての保健所は、第一段階として、とにもかくにも、感染の疑わしい患者の受け入れに協力してもらえる医療機関の選定と、協議・調整を行う。非常に大きな関門が立ちはだかることを、わかっていただきたい。

　話を戻して、「疑わしい患者が出た場合、現段階ではどこの医療機関でも対応は可能」なのか??
　当保健所管内（1市4町）には地域の医師会が三つ、割と大きな病院もいくつか存在する。
　これからの作戦をどうするか画策しているときに、とある危機管理意識の高い医療機関からさっそく相談の電話が入った（1月26日）。
（その時の対応記録を、個人名や医療機関名を除いて掲載）

▪ 概要（コロナと疑わしき患者が来た場合の対応手法にかかる問い合わせについて）
〈○相手　●筆者〉

○一医療機関として対応体制に懸念あり。

　例えば、疑わしき患者から相談があったときに、保健所に行くように伝えてもよいか。

　（伝えてはダメなのか？）

●現段階では、過去の新型インフルエンザのような対応までは求められてはいない。保健所に振られたとしても、まずは協力可能な医療機関での受診を紹介することになる。

○とりあえずは肺炎治療として対応を行うということか。

●そのように対応願いたい。

　ただ、症状としては呼吸器症状で、インフルエンザと似ていることもあり、まずは確認検査をしていただき、インフルエンザではない場合、現段階では、体温37.5度以上、武漢市の渡航歴があり、武漢市で疑わしき患者と接触した可能性がある場合に疫学調査の協力をお願いしたい。

　手法は、先生が、患者から咽頭ぬぐい液をとっていただき、保健所を通じて、自治体の試験検査機関に検体を搬入し、PCR検査を行って、確認していく流れになる。

○渡航歴では「武漢市」のみとせず、「（全）中国から」と対応すべきではないのか。

●現段階では、「武漢市」の範囲にとどめられている。

　（あくまでも）今のところは、自治体本庁としてはこの体制になる。

○その流れの通知等は保健所を通じて連絡があるのか。

●本庁の感染症の担当課から医師会を通じて、通知が行われると聞いている。

○了解した。通知を確認して、対応していく。

　（一応、通知を待っていればいいんだね？➡そういうことです。〈そうか、わかった〉）

　なお、この会話の対応は極初期段階に限られた。事実、当初「湖北省武漢市」のみだったが、そのうち、湖北省全体となり、さらに2月

12日に中華人民共和国湖北省及び浙江省と広がり、２月26日に大韓民国大邱広域市、慶尚北道清道郡が加わり、その１カ月後の３月18日には大韓民国内の慶山市、安東市、永川市、漆谷郡、義城郡、星州郡及び軍威郡が加わり、併せて諸外国のイラン・イスラム共和国ギーラーン州、コム州、テヘラン州、アルボルズ州、イスファハン州、ガズヴィーン州、ゴレスタン州、セムナーン州、マーザンダラン州、マルキャズィ州及びロレスタン州、イタリア共和国ヴェネト州、エミリア＝ロマーニャ州、ピエモンテ州、マルケ州、ロンバルディア州、ヴァッレ・ダオスタ州、トレンティーノ＝アルト・アディジェ州、フリウリ＝ヴェネツィア・ジュリア州及びリグーリア州、サンマリノ共和国、スイス連邦ティチーノ州及びバーゼル＝シュタット準州、スペイン王国ナバラ州、バスク州、マドリード州及びラ・リオハ州並びにアイスランド共和国が一気に加わった。

　２月末の段階で、それぞれの医療機関の様子はすっかり変わってしまい、始めのうちは「武漢だけでしょ？　対応しますよー」と言ってくれていた医院の先生も、「ちょっと、もう、（他の患者への感染が怖いから）うちでは勘弁してー」と言われるようになっていった。

「なんとか、疑似も含めた患者対応の協力を求めたい」しかし、無理強いはできない。
　この葛藤は、医療機関と調整する保健所担当職員に、最後まで付きまとってくる。保健所としては、都道府県民、住民サービスを第一に考えるので、受け皿となる、協力可能な医療機関が一つでも多ければありがたいが、まだ情報が少ない段階でのウイルス感染症であり、私共の行政も含め、すべての医療従事者は、不安だけが膨らむ一方となるので、当然、思うようにはならない。

　不安をよそに、国から都道府県に対し、当面の陽性患者の受け皿対応のための方向性を示し、実情に沿った対応ができるようにと、当自

治体内の保健所と市町の担当課長を招集した情報伝達の会議が1月30日に行われた。

　その時の要旨を筆者のメモ書きを参考に掲載すると……。

- 昨年12月末からの動向が急変し、急速に事態が進み、時間等の余裕なく本会議を開催
- 新興感染症対応は水際対策、発症した場合、感染拡大の防止、罹患後のケアが大切
- 感染力が強くなっており、「今後来るかも」ではなく、「必ず来る直前だ」との構えが必要
- 水際対策後、発生した場合の初期対応が重要、医療資源を枯渇させることなく、現場となる保健所の対応に知事や上層部が厚い期待を寄せている（……寄せられても困るんだけどー……）
- 国と自治体は情報発信し、各保健所・市町との情報共有を密に図る
- 住民の方々には自治体本庁本部と各保健所で相談窓口を設け、31日の報道発表後、即スタートする。
（内容は、自治体本庁と保健所の感染症担当課の感染症担当班の連絡先を予め公表し、住民からの問い合わせには、いつでも答えるぞ、という姿勢を示すものである）

➤ウイルスに関する現状における知見等

- コロナウイルス：RNA型でありDNA型と比べ変異しやすい（厄介だ、ヤバいなー）
- 莢膜エンベロープを有し、壊れやすいウイルスでアルコール消毒有効（消毒は楽そうだ）
- 指定感染症：当感染症はSARS、MERS、鳥インフル等の2類相当に該当（これは非常に厄介だー）
- 特別措置法を設けるまでには至らず、知事をトップとした対策

本部対応はとらない
- 症例定義の変更等の動きについては不明、現状で対応する

〈筆者は本庁感染症担当主管課長（公衆衛生医師）に対し、個別に今後の動向等を確認〉

疑わしき全ての患者に対して対応（PCR 検査）をすることはできない。患者数が相当増えると思う。

軽症より重症を重視する対応になるだろう。

それ以外で、個人医師で対応困難な場合には個別相談に応じて、対応していくようにする。

（公衆衛生医師と臨床医師、医師同士の阿吽の呼吸で動いていく様相がうかがえた）

➤ 保健所の窓口対応の報告
- 時間内に受けた相談は別途示す「相談票」でメモ（記録）を残す。(項目の追加は自由)
- 報告は、マイクロソフト社のエクセル様式での件数集計で行う。
- ただし、有症状、疑似症例に関する重要なものは併せて「相談票」も付すこと（きっと、全自治体内の対応事例を本庁がまとめて保健所にフィードバックしてくれるのだろう、ありがたや、ありがたや）。

➤ 一連の対応フローを提示

……このフローは都道府県が限定されるので掲載しない。
- 記載フローの対応については臨機応変な対応が可能。
  重症例では地域協力医療機関を介さない場合もありうる（自治体の病院と直接調整予定）。
- 消防署の救急車対応は可能にしている（消防担当課にもさらなる調整をするよう要請中）。

- 患者の移送、搬送にはサージカルマスク、気になるようなら N95、フェイスシールドを着用する。
- 積極的疫学調査手法は既知のとおり（新型インフルと同様に？）対応すること。
- 疫学調査時の調査票は、現時点では国が示しているものを使用すること。

　指定感染症で当面は２類相当扱い（予想はしていたが、改めて意気消沈、厄介……）、例えば、患者の対応にはPPE（Personal Protective Equipment〈個人用防護具〉）を着用して臨み、感染者の家から感染症指定医療機関への入院搬送は保健所職員が実施することになる。実務としては感染拡大を防ぐ積極的疫学調査の実施、感染症対策は保健所の、正に現場対応が中心となるため、感染が拡大した場合には、収束まで、相当大事（おおごと）になるだろうと戦慄が走ったのだった。

　（ただ、この時点で、全国の保健所の職員において、どれだけの者が、この先、増大していく感染者の対応について、災害時の対応と同等、いや災害時の対応よりも過酷を極めていくということを、予想できただろうか……かく言う筆者も当然予想できなかった）

　過去の新興感染症の対応は、今となっては、ほんのわずかな出来事に過ぎなかった。

　2009年に発生した「新型インフルエンザ」は、重症者が確認されても普通の季節性インフルエンザと大差がなかったことや、新型コロナウイルス感染症との大きな違いとして、絶対的な治療薬「オセルタミビル（タミフル）、ザナミビル（リレンザ）」が既に流通しており、治療法が確立されていたことから、発生からわずか２カ月程度で「指定感染症」から外れて、季節性インフルエンザと同様の扱い（いわゆる５類相当）となっていったものだった。

　しかし、コロナウイルスは、インフルエンザとは全く異なるウイル

スであって、「風邪コロナ」という言葉もあり、事実「風邪」自体の特効薬は未だ無く、治療薬としては、解熱鎮痛薬などの対症療法にとどまるのみ、ましてや新型のウイルスであれば、ワクチン製造もこれから、現在蔓延(はびこ)っているウイルスを培養してから製造していくことになる。

　2類相当の指定感染症が解除されるまでに一体どれぐらいの時間がかかるのだろうか、さらに収束させるためには？　新たなワクチンの開発が絡むとすれば……、これは、もう少なくとも2〜3年は覚悟しないといけないのかなーとも、思ってしまったのだった。

　令和4年9月現在、国内第1例目の患者発生から、約2年半経過した今となっては、結果論で何とでも言えるが、ファイザー社やモデルナ社のワクチンが当初の投与対象者となる16歳以上の全国民に対し、わずか1年程度で投与にまで至ったことに対しては、無知な筆者にとっては「すごい！　早すぎる！」と正直驚いたところだった。

　これまで筆者は、「ワクチンは卵を使用しての製造」という知識しか持ち合わせておらず、新規開発のワクチンとなれば「新規となるウイルスの確立」、新規の製造販売承認を取得してからの大量培養、大量製造となるので、流通、国民への接種に至るまでには、最短でも2年、いや、3年以上は掛かるものだろうと思っていた。

　ファイザー社による全く新しいワクチン製造手法の確立（実はかなり、長い年月をかけて研究されていて、コロナ禍の重なる時期に初めて日の目を見た成果と知る）、短時間短期間での大量製造を可能とした手法のm-RNAワクチンの開発には、本当に多大なる敬意を払っている。

　しかしながら……、新しい手法で製造されたワクチン、医師をはじめとする医療従事者からの接種が始まり、ある程度の人数、数十人〜

数百人に接種が進行するにつれ、これまでのワクチン接種とは大きく異なり、周りから、特に20代30代の若年層で発熱等の副反応が多く出ていると聞こえてきた。一応、発熱は殆どが1日で解熱し、全く問題ないと聞こえたが、副反応の話をあちらこちらで聞かされると、医療従事者以外で注射嫌いな者にとっては、……このワクチン、絶対打ちたくない、と思う人も出てくるだろうなーと……懸念材料も然り、だった〈ワクチン接種調整への格闘については、後で別途紹介〉。

　筆者は、ワクチンをこれまでに4回接種したが、若年層ではなかったからなのか、4回とも副反応は殆どなく、接種側の腕が1日程度、重・痛かった程度で済んだ。周りの職員はほぼ例外がない程、多くの者が発熱（38度以上）し、かなりしんどかったと聞いた（いくつかの病院では、ワクチン接種予定職員全員に、投与前からアセトアミノフェン〈解熱鎮痛剤〉を処方、配布して、対策をとっていたとも聞こえてきた）。

　現在、自身の新型コロナウイルス抗体価がどれほど残っているかはわからないが、身近で新型コロナに罹患した患者がいても、自分はまだ感染した自覚がないことから、一応、ワクチン効果が功を奏しているものであると信じたい。

　保健所職員としては、接種を迷っている人から相談があれば、ワクチンを推奨していく立場なので、「ワクチン接種で免疫力が付いて、疾病の予防効果、重症化を防げますよ」と迷わず伝えてきている。

　再び2年半前、国内発生初期段階に戻り……。
　保健所と市町会職員の自治体本庁での招集会合のあくる日……。
　令和2年1月31日、WHOが新型コロナウイルス感染症拡大の恐れ、国際的に懸念される旨の緊急事態を宣言した。

　令和２年２月１日、新型コロナウイルス感染症は、感染症法に基づく「指定感染症」と検疫法の「検疫感染症」に指定されたことにより、疑似症患者や確定患者に対する入院措置やそれに伴う医療費の公費負担、検疫における診察・検査等の実施が可能となった。

　ここで、新型コロナを語る上で、絶対に忘れてはならない大きな出来事の報道が、同日に入った。大型の豪華クルーズ客船、ダイヤモンドプリンセス号（DP 号）の航海中に起きた新型コロナウイルス感染者の確認報道であった。

　新型コロナウイルス感染症の国内第１号の患者の確認は１月15日だったが、世間では、当然ながら感心がそれほど大きくなく、DP 号は、コロナが出航に影響するようなことは全くないまま、計画どおり、１月20日に横浜港を出港し、途中、沖縄や香港等に寄港、約２週間にわたる豪華なクルーズ旅行の行程を消化し、２月４日に横浜港に帰港するという案配だった。

　一庶民の筆者から見れば……クルーズ参加の諸費用たるや、決して安価なものではなく、清水の舞台から飛び降りるような超一大決心を要し、参加するからには一生の宝となる思い出に、航海、いや、後悔することなく、とにかく思い切り楽しんでくることしか考えない立場になると思うので、……乗客の方々には、もう「気の毒」としか言うことができない。

　船の上の出来事の報道は当然、タイムラグを生じ、２月１日（夜）の報道で、「DP 号で香港に１月25日に下船した男性から新型コロナウイルス感染を確認した」との内容が伝えられたのみで詳細までは伝えられなかった（ものと記憶している）。

国内発生早期の超不幸なタイムリーな出来事、１月20日から約２週間のクルーズ旅行中に重なって起こった出来事となる。

　乗客乗員は合わせて約3,000人、船内では毎日、趣向を凝らした行事が繰り広げられ、乗客は、この上なく、楽しい愉しい航海を満喫している中での、最悪な青天の霹靂だった。

　現在では、感染対策として、「日常での３密を避け、換気をよくして」は常識となっているが、まだ、この時期は感染対策としては、ほぼ丸腰状態、クルーズ船内では日々、豪華な食事を伴うパーティ、すなわち「大勢が密室で一堂に会する機会」（マスク無しでワイワイ談笑しながらの会食）の催しが数回にわたって参集されたと聞き及んだ（あーあ）。

　２月３日、「乗客からの感染が複数人確認された」、との報道がなされ、国では、DP号からの感染者を除き、乗客乗員全員を接触者・濃厚接触者と位置づけ、横浜港に帰港したときを起点に２月５日から14日間の船上隔離を開始することとなる。

　横浜港に帰港して、船上隔離で停泊しているDP号の外観や内部の様子は、日々報道された。船内個室から一歩も出られない、食事も個室のドア越しに配膳されたものを個々に取って食べるのである。

　無症状で２週間経過後に検疫のPCR調査で陰性が確認されたところで、ようやく、下船、入国（帰国）が可能となる。感染拡大防止のためとはいえ、かなり厳しい処遇だったと思う。この２週間の個室釘付け生活は乗客にとって、計り知れない、相当なストレスが伸し掛かったものと想像される。

　当然ながら、隔離期間中に高齢者や既往歴のある者で新型コロナウイルスが陽性になった場合には、発症後に重症化する恐れから、発症者は神奈川県内の他、東京都をはじめ近隣県の感染症指定医療機関に救急車により搬送され、治療が行われていた。

　ここで伝えたいことは、対応した国も検疫も DMAT（災害派遣医療チーム Disaster Medical Assistance Team）の医師も、その他スタッフの全ては、誰もが未経験の中、手探りの状態で画策しながら行動し、対応したということである。限られた人数で、乗客乗員、約3,000人に対する、疫学調査対応、PCR 検査の実施、有症状者への対処、患者の搬送、寝る間もなく格闘され、こちらの精神疲労も尋常ではなかったことは言うまでもない。

　この時の一連の感染患者への DMAT の医師の対応手法、感染者の症状、患者搬送後の治療の経過や予後の様子、スタッフの感染対策に関する反省点など、蓄積データの一つ一つがその後の新規患者対応のために役立てられていくことになる。

　DP 号での患者対応の様子や最終的に感染者数が何人発生し、すべての乗客乗員が下船するまでの経緯までは記載しない。詳細は厚生労働省や国立感染症研究所のホームページに掲載されているので興味のある読者は参考に御確認いただきたい。
（国内患者の発生者数では、DP 号の患者数については別掲載となっていた）

　DP 号での惨事と同時並行的な時系列となるが、
　1月15日の1例目の公表以降、国内では感染者が少しずつ増え、2月4日現在までに、16例の患者及び4例の無症状病原体保有者が確認されていた。当自治体では、この状況下での最新の情報を収集し、2月4日の夜、「新型コロナウイルス感染症専門家会議」を開催した。

○担当部局審議監（部局トップ3）の挨拶
- 新型コロナウイルス感染患者伝搬の拡大、WHO 緊急事態宣言、当自治体内にいつ発生してもおかしくない状況
- 当自治体内発生後、住民の健康被害を可能な限り軽減、初動対応に向けた準備が必要
- 専門家から専門的な技術助言をいただき、準備が的確に実施できるように進めて参りたい

○議事事項
(1) 新型コロナウイルス感染症の現状（発生状況）について（資料説明担当課長）
- WHO 緊急事態宣言→緊急に国際的対策の調整が必要な事態
- 貿易・人の移動を制限することは勧告しないが警戒感を高め対策を強めるもの
- 厚労省は WHO の発表を精査、必要な対策を講じ、当自治体は国の動向を注視対応
（指定感染症施行の前倒し等で動いている）
(2) 当自治体の取り組み（資料説明担当課長）
- 相談窓口の設置
- 疑い例の検査・入院対応のフロー

〈これからの体制整理として〉
　　新型コロナウイルス感染症に係る体制
　　現状：「国内発生早期」として本自治体は「地域未発生期」（新型インフルの行動計画を参考）

★受診方法：罹患疑いのある方は、保健所に連絡の上、指示に従い医療機関を受診へ

（保健所を通じての受診：市町への広報周知徹底の協力を強める
こと）

★医療体制：入院は感染症指定医療機関（当自治体内4病院40床）
〈当初〉

★サーベイランス、積極的疫学調査：新疾患で知見無し、可能な限り
データ収集に協力を
〈新型コロナウイルス感染症　発生届（含疑似症患者）をもらって
行政が動く構図〉
協力医療機関での検体採取、喀痰（下気道の疾患が強い）、咽頭ぬ
ぐい液（必須検体）
協力可能ならば血清（将来的に血清診断法開発時に有用な検体とな
る、各々で保存を）

★関係機関への情報提供（専門家委員のメール、個人携帯番号の提供
へ〈本庁担当課〉）

★医療機関等に対する感染防護服等衣料資材の確保（不足で対応不可
能にならないよう本庁で調整）

●協力医療機関：「帰国者・接触者外来」を2次医療圏ごとに1カ所
以上確保へ
2月7日までに確保のうえ、本庁感染症担当課に報告
※帰国者・接触者外来は表示なし、非公開とする。

★自治体試験検査機関、PCR最大1日40検体可：初発時は担当課主
体で24時間対応へ

⑶　その他意見交換
▪当該ウイルスに関する最新知見等
（自治体試験検査機関の所長〈公衆衛生医師〉が資料説明）
●新型コロナウイルス
▪RNAゲノム約3万bpで通常より大（ノロウイルス：約7千bp）
※bp：塩基対（base pair）のこと、遺伝子の長さ（大きさ）の

単位として用いている
　▪ 飛沫感染で医療機関はエアロゾル発生で注意（人工呼吸器装着、検体採取時等）
　▪ 接触感染（ウイルスの安定性が高い可能性あり、注意が必要）
● 新型コロナウイルス2019-nCoV 感染症の特徴
　▪ 中国425例中、15歳未満症例経験なし、高齢者に多い（中央値59歳）
　▪ 発熱、咳は8割以上、鼻汁は少ない（5％以下)⇒下気道の疾患性が高い
　▪ 下痢症状が少ない（2％）：SARS は高かったとのこと
★無症状性病原体保有者からの感染報告あり
　→将来的に「地域」は関係なくなる見方へ
　SARS は無症状者感染がなく拡大が防げ、封じ込めも成功したが、今回の新型コロナは拡大を考えていた方がよい
　◎ドイツにおける無症状病原体保有者からの感染例あり
　　症状が消えてからの PCR 陽性例もあった
　　→軽症、無症状例の者が感染を広げる可能性が高い。

※いわゆる発症前の患者もウイルスをばら撒いてしまう厄介な感染症である、と思い知らされる（感染が絶対に拡大するものと確信……さらに筆者は意気消沈へ……）。

〈質疑応答〉
○地域臨床医師（委員）●当自治体担当課長又は当自治体試験検査機関所長（いずれも公衆衛生医師）

○罹患時の治療薬についての知見はあるか。
●現段階では効果はわからない。
　SARS 時には HIV の薬が有効だった例もあったようだが、まだ試験的で不明。

○行政検査（PCR）の要件は変わらないのか、湖北省だけでよいのか、中国全体を考えた方がよいのではないか。

（２月４日現在では「武漢市のみ」から「湖北省」の全体に広げられていた）

●厚生科学部会で同様の意見を伝えたが、検査の許容量上、広げることはできない。

検査の必要性が高いと認めるかどうかを保健所長や本庁担当課長と協議のうえで対応するようになると思う。

○当自治体の試験検査機関では１日どれぐらいの PCR 検査ができるのか。

●最大で40件程度まで可能（ただし、他の仕事をせず、総動員対応での最大）。

○検査を行う場合の同意書は、通常のサーベイランスのものと同じでよいか。

●国立感染研が作成している別の同意書で対応してもらいたい（後日配布へ）。

○ PCR 陽性で重篤でない場合には帰宅させてもよいか。

●国の考えに従い、（すべて）応急入院させること。拘束で人権も配慮した上での対応へ。

ただし、初発的に指定医療機関が十分機能している場合のみになるだろう。

○当自治体相談窓口９時〜17時は、医師会の＃8000が24時間なので整合を図るべき。

●現在暫定的に対応しているので今後の動向を見て、必要に応じ整合を図る。

○2月、3月は修学旅行の時期になる。家族の入院措置、過激に出ると予測するが？

●H21新型インフルエンザ発生時には公的行事の自粛等を行った例あり、今すぐに、とまではならないが、起こり得る可能性があるため各機関と調整していきたい。

○マスクがなくなってきている、同じマスクを使いまわしているような状況である。資材の確保をお願いしたい。

●当自治体として、協力者へのウイルス暴露はないように努めたい。汗をかいて対応していく。

〈その他の伝達〉

★今後、情報は日々変わっていく、関係機関への情報提供等を密に行っていく。専門家委員のメールアドレス、個人携帯番号を感染症の担当課に提供し、場合によってはいつでも招集できるように対応していく（当自治体の感染症の担当課）。

　筆者は、2月5日に当該内容を持ち帰り、保健所内の感染症担当課職員全員に回覧し、これらの情報を共有した。

　まず、当面保健所の大きな宿題は……「協力医療機関：『帰国者・接触者外来』2次医療圏ごとに1カ所以上確保への対応」であった。

　当保健所管内の新規コロナ患者や疑似症患者の受け入れを可能とする医療機関「帰国者・接触者外来」を指定していく必要があるので、筆者は感染症担当課の職員とともに、市内のA病院へ調整に赴いた。

　A病院は、2009年の新型インフルエンザ発生時にも帰国者接触者外来として協力を受けられたが、当時は病院名を公表していたため、

「新型インフルエンザ受け入れ病院」➡あそこは危ない、感染するぞ、受診は止めとこう……➡心無い風評被害が発生！

当時、実に悲惨な誹謗中傷を受け、通常の医療体制に支障を来した、旨の話があった。

今回はそのような過去の教訓から「非公開」として、対象となる患者は、保健所を介さなければ、「帰国者・接触者外来」には受診できない体制にすることを説明し、なんとか協力を得られたが、Ａ病院は救急指定病院でもあり、「平日を含めた24時間対応は困難なので、土日休日と夜間は受け入れるので、平日は別の病院で対応してもらえるように調整願えないか？」と発言され、予期せぬ申し出、要望を受けることとなった。

繁華街から若干外れた郊外にあるＢ病院に赴いて調整。
ありがたいことに、Ｂ病院では、土日夜間の受け入れは無理だが、平日の通常勤務時間内の対応であれば、協力可能との話を受けられ、管内の協力病院が無事、決定した。

ただ、もう一つの課題があり、管内には架橋で行き来する島を有しており、島内に住む対象患者を島内の病院で対処できないものかを調整していく必要があった。
島はいくつかの自治体が合併した一つの自治体で、過去に整備された三つの公立病院があった。
その中の最も規模の大きいと思われたＣ病院に赴き、協力を依頼したが、既知のとおり、思うようには協力を得られなかった。しかし、Ｃ病院の主張として、島内の残りのＤ病院とＥ病院とで平等となるように、Ｄ・Ｅ病院でも協力がOKならば、当院も協力すると話を持ち掛けられ、横展開となる、思わぬ調整に赴く運びとなった。
もちろん、Ｃ病院の主張された、足並みを揃えたい心理は、人情と

して、当然理解できた。

　当初は単純に規模的な雰囲気からＣ病院と考えたが、島内の３病院は全て建屋も大きく、誰が見ても整備された立派な病院であることから、Ｄ・Ｅ病院への説明では「同一自治体の３病院で平等に対応していただきたい」と説明し、了解を得られ、島内３病院の協力が得られた。結果的に、管内では合計５病院の帰国者・接触者外来の指定が決まった。

　その指定が決まったことを本庁に報告した矢先、新型コロナウイルス感染症は、法律的な位置づけを明確にさせる、指定感染症として定める等の政令が２月７日に施行され、感染症法（感染症の予防及び感染症の患者に対する医療に関する法律）に定める指定感染症として、１年を経過する日（令和３年２月６日）までの期間が定められたのであった（でも、結局は１年で治まるどころか、嗚呼無常、であった）。

※一応、１年後には、新型コロナウイルス感染症は、「新型インフルエンザ等感染症」に含めて、感染症法上の２類相当の感染症として継続して取り扱われるようになっていく。

　来るべき時、確実に増える患者対応に備え、次は、PPE（Personal Protective Equipment〈個人用防護具〉）について、保健所の全職員が、支障なく、適切に着脱できるように準備をしておく必要があった。

　感染患者を診る医師や補助する看護師は当然、保健所職員も感染患者または感染している可能性の高い患者（濃厚接触者を含む）に接触することが予めわかっている場合には、感染経路を遮断する有効な手段となるアイテム（手袋、サージカルマスク、キャップ、フェイスガード〈又はアイガード〉、ガウン、靴カバー等）を着用して対応する。

　これまでに、当自治体では、各保健所において、新型インフルエンザや国内での新興感染症発生に備えた訓練を何度か実施し、PPE の着脱訓練は行われてきたが、さあ、イザ、直ぐに完璧に対応、となると、正直なところ、筆者も戸惑ってしまう。

　着脱では、着る時よりも、脱ぐ時の一動作一消毒の体制は、慣れないと間違えてしまうため、しっかりと事前訓練をしておかなければ、汚染された状態の動作であるので、気を緩めれば、うっかり感染の危険性も生じてくる。保健師が中心となって、全職員の参加を促し、時間帯を分け、この2月7日に改めて実施した（その後も定期的に実施）。

　かくして、当保健所の患者受け入れ体制として、「相談窓口の開設」、「帰国者・接触者外来の立ち上げ」、「患者対応時の感染防止対策」への備えは整った。

　2月8日以降、電話での「自分がコロナかもしれない」と問い合わせてくる相談件数が日毎に増えていった。テレビをはじめ、マスコミでも、DP 号の停泊の様子とともに、新規感染者をとりあげる報道が増え始めてきたこともあり、自治体内の住民の方々も神経過敏になってきている様相だった。

　ただ、「湖北省武漢市に行った」、又は「湖北省に行った人と接触した」という方は全くなく、単純に発熱したから相談してきたという方が大半を占め、そのような該当者との認識はないが、「どこかで感染者と」2m以内での接触を「したかもしれない」と主張される方もあり、不安に駆られて「検査をしてくれ」、「検査はどこでできるのか」という問い合わせが多くなってきていた。

　2月17日に厚生労働省の事務連絡「新型コロナウイルス感染症についての相談・受診の目安について」が発出された。

先にも書いたが、２月12日から症例定義の渡航歴に武漢市のある湖北省の他、浙江省にも広がり、日々、国からの指示が増えてくる中で、より具体的な受診となる目安が示され、一応、電話対応でも説得力のある説明が可能となっていった。

　具体的な内容は次のとおり（そのまま掲載）。

| 新型コロナウイルス感染症についての相談・受診の目安 |

１．相談・受診の前に心がけていただきたいこと
　○発熱等の風邪症状が見られるときは、学校や会社を休み外出を控える。
　○発熱等の風邪症状が見られたら、毎日、体温を測定して記録しておく。

２．帰国者・接触者相談センターに御相談いただく目安
　○以下のいずれかに該当する方は、帰国者・接触者相談センターに御相談ください。
　　▪風邪の症状や37.5度以上の発熱が４日以上続く方
　　（解熱剤を飲み続けなければならない方も同様です）
　　▪強いだるさ（倦怠感）や息苦しさ（呼吸困難）がある方

　○なお、以下のような方は重症化しやすいため、この状態が２日程度続く場合には、帰国者・接触者相談センターに御相談ください。
　　▪高齢者
　　▪糖尿病、心不全、呼吸器疾患（COPD 等）の基礎疾患がある方や透析を受けている方
　　▪免疫抑制剤や抗がん剤等を用いている方

（妊婦の方へ）

　妊婦の方については、念のため、重症化しやすい方と同様に、早めに帰国者・接触者相談センターに御相談ください。

（お子様をお持ちの方へ）

　小児については、現時点で重症化しやすいとの報告はなく、新型コロナウイルス感染症については、目安どおりの対応をお願いします。

○なお、現時点では新型コロナウイルス感染症以外の病気の方が圧倒的に多い状況であり、インフルエンザ等の心配があるときには、通常と同様に、かかりつけ医等に御相談ください。

3．相談後、医療機関にかかるときのお願い

　○帰国者・接触者相談センターから受診を勧められた医療機関を受診してください。複数の医療機関を受診することはお控えください。

　○医療機関を受診する際にはマスクを着用するほか、手洗いや咳エチケット（咳やくしゃみをする際に、マスクやティッシュ、ハンカチ、袖を使って、口や鼻をおさえる）の徹底をお願いします。

　実際に、その後、当自治体内での最初の患者発生は3月に入ってからであった。

　再掲するが、医療機関への相談・受診の症状の目安は「風邪の症状や37.5度以上の発熱が、4日以上続く方」である。

　当自治体内の第1例目の患者の発生時やその直後は、マスコミは、当然ながら過剰に反応するため、住民の方も相当、神経が過敏になるのか、まさに熱が出た途端「コロナだ！」、誰とも接触していないのに？「コロナだ！」、どこにも出かけていないのに？「コロナだ！」、

「不安だから検査してほしい」!?　不安に陥ってしまった相談者の精神状態はホントに尋常ではなかった。

　第三者から見れば、どう考えても感染するような行動をとっていない、発熱が継続している状況でもない。筆者としては「仮にあんたが感染しているとすれば、飛沫感染を通り過ぎ、広い範囲で空気感染が起こっていて、総人口みーんな感染者だぜー」と思わず叫びたくもなった。

　……がそんなことは、もちろん、相談者には言えない……。

　当自治体では知事がメッセージを発出し、公表していたので、その内容を箇条書きにすると、

- 決して過剰に心配されることはない
- 通常の感染症対策を引き続きしっかり行っていただくことが大切
- 具体的な対策は二つ
  - 石けんやアルコール消毒液などによる手洗い
  - 人が集まるところでは、咳が出る場合はハンカチを使った「咳エチケット」

　これらの行動が重要と伝えつつ、保健所職員は電話対応を継続したのだった。

　筆者としては、いつかは全自治体内で第1例目の患者が発生する、と思いつつも、正直なところ、自分たちの管内では、「1例目が発生しないように！」と日々、強く願っていた。
（中には、1例目よ、何時でもやって来い！　と思っていた逞しい限りの強者職員もいた）

　実は2月下旬に、第1例目の患者の発生か？　と思わせる、真に肝

を冷やす事例に遭遇したので、その内容を紹介する。関東在住の医師であって、当管内地域の出身者で、とある地域の医学会に出張後、出身地（管内）に 3 日間帰省して、用事を済ませ、連絡を受けたあくる日に関東に戻る予定だったが、37.5度の発熱症状がある、と当人から、休日夜間当番職員に連絡を受けた事例だった。

さらに、患者となる可能性が高いエピソードは、感染者の接触者にあたる、というものだった。

関東の職場の同僚医師から、職場内で当人の出張中に感染者が発生し、その感染者と接触した医師が既に感染しており、当人が出張前にその感染医師と一緒に長時間、同室で手術に携わっていたことで、疫学調査の接触者名簿に挙がったとの連絡を受けている、との説明があった。

加えて、同僚医師からの連絡で、「もし発熱等症状が出たら地元で検査してもらって、陽性だったら地元で治療を受けなさい」とも言われた、とのことだった。

帰国者・接触者外来として協力を得られている病院と調整し、当人から検体採取、大急ぎで当自治体試験検査機関に検体を搬送し、PCR検査の結果を待つこととなった。

当然ながら、単純に結果を待つだけではない。保健所が大変なのはこれからだ。

この医師が陽性だった場合を考え、さっそく、積極的疫学調査を実施し、当人から行動歴を確認し、仮に陽性になった場合には、この医師との濃厚接触者や接触者を聞き出し、その中で症状が出ているようなことがあれば、さらに、その者の疫学調査や PCR 検査を早急に行っていくことになるので、関東で接触者名簿を作成しているように、こちらでも同様に対応していかなければならなかった。

「3 日間帰省して、用事を済ませ……？」この内容を当人に確認し、

保健所職員一同愕然とすることになる。……用事って、何？

　この医師はスポーツ医師でもあり、同郷の行事で、当医師が担当している有名なアスリートを招いて、講演会を開催、当医師も同席し、午後からの講演会は滞りなく無事終了、夕方まで関係者と過ごした後、帰宅し、一晩の睡眠後に発熱した、とのことであった。また、講演会前日の夜は、そのアスリートと関係者で、打ち合わせを兼ね、懇親会も行った、とのことであった。

☑ 以下該当医師への確認
　　講演会前日の懇親会の参加者については名簿を作成できるか？
　　➡可能。
　　アスリートの講演会はどのぐらいの出席者がいたのか？　➡会場は150人程度。
　　名簿は？　➡自由参加の参集なので、誰が来たのか一切わからない。作成不能。

☑ 陽性となった医師との接触は？
　　手術室で３時間以上、手術着で、ガウン、キャップ、マスク等、一応の感染防御対策は施されている、とのことであった。
　　（PPE を着用して感染者と接触している者は、本来、接触者、濃厚接触者とはならない）

　まだ、PCR 検査の結果は出ていなかったが、検体搬送から検査にかけて結果が出るまでには４〜５時間。

　講演会の会場……、冬場で暖房を入れ、窓やドアは閉められ、制限されながらの空調になると思われ、決して換気が良い状態とは思えない。感染者がいれば蔓延の可能性も大……。
　しかし、会場に来た講演会の出席者を追っていくことはできない。

その手段がない。

　陽性判定が出れば、感染拡大を防止するため、まずは、懇親会の参加者全員に行動制限をかける必要があるので、アスリートを含めた参加者の連絡先（携帯番号）を当人から聞き出し、名簿の作成に取り掛かった。

　PCR 検査を行う場合には当自治体本庁の感染症担当課と調整したうえで実施するため、エピソードも含めて情報提供を行っており、本庁感染症担当課もこの状況から「本自治体内第 1 例目の患者発生」を想定して、記者発表、報道対応の準備を開始していた。

　自治体内第 1 号の発生については、前述で 3 月に入ってからの発生と説明したとおり、この PCR 検査の結果は、「陰性」であった。
　陰性の報告を受けた時、全職員から「おー、よかったー」と安堵の歓声が上がった。

　多かれ少なかれ、このような事例は、全国どこの保健所でも遭遇していると思われる。
　正に神経をすり減らしながら、PCR 検査の結果に、一喜一憂する日々が続くことになる。

　何度も書いて恐縮だが……保健所の使命である、「感染を拡大させないための対応」、国内の発生初期段階は、とにもかくにも、一人の感染者から次に感染する患者の発生を極力抑えて、感染拡大を阻止していく必要がある。
　陽性者がいれば、その接触者に対し、積極的疫学調査を実施し、行動歴を確認する。濃厚接触者とわかれば、その者の行動を極力抑えていく（お願い、協力の範囲ではあるが……）。
　濃厚接触者からは、その日のうちに、検体を採取し、PCR 検査を

実施し、陽性か陰性かを確認していく。陰性であれば、最初の陽性者から広がりはないものと判断できるが、陽性となれば、また、その人の行動から、新たに次の感染者へのつながりを阻止していくための積極的疫学調査を開始していく……。

　現実的に、濃厚接触者から次の陽性者が発生し、感染の連鎖を確認したら、気持ちは下がるが、そのような暇もなく、粛々と次の感染患者を抑える手立てを施さなければならない。行動を抑えていかないといけない……まさに、無間地獄に陥る雰囲気である。

　陽性者、患者、接触者、濃厚接触者は全て、あたりまえながら「人」である。
　優しい人、怒りっぽい人、性格の良い人、悪い人、記憶力のいい人、悪い人、いろいろな方がいる。想像していただければ幸いだが、調査の対象者、陽性者の後ろには、一体何人の接触者が隠れているのだろうか、ということである。

　行動範囲が狭い人であれば、接触者も限られてくるが、接触者が多ければ、その人数分が対象となり、その中で感染者が発生すれば、その感染者の行動をさらに確認して……、対象者は何十人、何百人、何千人……と膨らんでいくことになる。

　感染される方は、大概行動範囲も広い。人と接触する機会が多ければ多いほど、感染拡大の可能性が高くなることは明らかであり、保健所にとっては、調査が際限なく増えていくことになる。
　しかし、対象者からの聞き取りで行動歴を遡って克明に話せる人は多くない。数日前のことを遡って聞き取ると記憶は曖昧で、上手に聞き出せないことも多々あり、思い違いも当然出てくる。さらに、自身に不利になる情報は、正直に話してくれない。

　積極的疫学調査は、主に保健師が中心となって行うが、接触者の対象者が多くなっていったとしても、皆同様に、根気よく、丁寧に、相手を気遣いながら、優しく、的確に行動歴を聞き出し、調査票（問診票）を埋めていく。聞き出せないことで感染が拡大するようなことになったら、と常に神経をすり減らしながら粛々と確認する姿勢には、同じ保健所職員でありながら本当に頭が下がる思いだった。

　やがて、調査対象者がさらに増えれば、保健師だけでは当然追い付かなくなり、保健師以外の保健所職員の人海戦術で、保健師により行われている疫学調査の手法をまねて、対象者への調査を行うようになっていくのだった。

　積極的疫学調査は、当初令和 2 年 1 月17日に「新型コロナウイルス感染症（疑似症患者を含む）基本情報・臨床情報調査票」並びに「新型コロナウイルス（2019-nCoV）患者等行動調査票（感染源・接触者調査票）」が国から暫定版として示された。行動調査票の中には、「発症前 2 週間の中国武漢市への渡航歴」にかかる項目があったが、2 月 6 日には「発症前14日間の流行地域への渡航歴」へと改定、3 月12日には渡航歴を特化する調査票はなくなり、感染源者の行動調査票は 1 日毎に区切る欄を設け、発症 1 ～14日前までの行動歴や状況を記入していく様式へと変更された。併せて接触者の行動調査を発症 1 日前からの状況を確認する様式を加えていた。
　また、感染リスクが高い場所について、記入する例として、「船、長距離バス、スポーツジム、屋内音楽ライブ、クラブ、立食パーティ、カラオケボックス、屋内展示会等の換気が悪く密閉された環境での集会参加、流行地への滞在歴（国内・国外）」を示していた。
　これらはいずれも、国内でのクラスター（集団感染）が発生した事例をもとに例示したものと思われた。
　その約 1 カ月後、4 月20日からは、接触者の行動調査が発症 2 日前からの状況を確認する様式へと変更された。

「接触者の行動歴は発症の2日前から確認」……今となっては新型コロナの常識として疫学調査対応しているが、初めて知らされたときには関係者は相当、愕然としたはずである。

　裏返せば、患者は症状が出る2日も前からウイルスをばら撒いていることになるのだ。

　筆者の偏見かもしれないが、保健所に勤務していると、周囲は皆頑張り屋、無理してでも気合で乗り切るような精神論者が多いと思う。漠然とだが、休むことに不器用な人ばかり。
「ちょっと熱っぽいなー」、「ちょっと咳がでるなー」、「ちょっと頭が痛いなー」となっても、大したことはない、「薬飲んで踏ん張ってみるか！」と、とかく無理をしがちな傾向となっていることは否定できない。

　個人単独で業務している者は計画的に休暇がとれ、接触者も家族だけになるなど、疫学的な囲い込みは簡単だが、実際、このような方々は他者からの感染リスクも低い。

　問題なのは、組織社会で働く人である。休むに休めず無理される方が多く、その中に無症状の感染者が潜んでいたら、その組織内で知らず知らずに感染が広がり、一人症状が出て、新型コロナウイルス陽性として確定する頃には、組織の全員が感染者か濃厚接触者になっている可能性も高くなり、クラスターの発生もあちこちで増えてしまうことになる。

　2日前からの行動、何度もしつこいと思われるが、行動範囲の広い者が、知らず知らずにウイルスを撒き散らす、知らず知らずに感染者が増えていく、とにかく厄介きわまりない構図になるが、この時期、国内の発生初期段階においては、積極的疫学調査を通じて、感染拡大をいかに防いでいくかにかかっていた。

　いかに、火種が小さいときに防げるか、であった。

　気が付いた時には燃え広がっていて、いわゆるクラスターでドカンと複数人が同時にコロナ陽性となって発生した場合には、筆者の率いるような小さな保健所などではとても対処しきれなくなること、然り。

　とにもかくにも、火種が小さいときに、可能なかぎりの接触者の情報を聞き出しておけば、対象者の行動をより早く止めることができるようになる。
　関東の医師の例のように、限りなく感染の可能性の高い者であれば、対象者の協力も必要になるが、先回りして、早く接触者を確定させていくことができれば、行動を止めさせることもでき、次の感染を抑えられ、着実な囲い込みが可能となっていく。
　担当保健師、他の保健所スタッフには、常に機転の利く行動や対応が求められることになるわけだが、対応への匙加減が、とにかく大変であることも紹介しておきたい。

　その例としては、小学校や中学校での発生で、囲い込みの範囲を決定していく際の保健所長の判断が重要になることである。
　（筆者の管外、他自治体の保健所対応例の情報で細部までは異なる可能性もありご容赦を）

　1 班 4 人、8 班32人の小学校 X 年 V 組、No. W 班の 1 人に症状があって、昨日まで登校、発熱症状の出た本日から学校を休み、かかりつけの小児科を受診、新型コロナウイルス抗原定性（＋）。保健所に疑似症報告を行い、確定診断に必要な PCR 検査実施のために、検体を確保、検体を自治体試験検査機関に搬送。検査結果は当日21時頃を予定、おそらく陽性だろうと予想。その他、本日の X 年 V 組のクラス内には、他に有症状者なし。

　21時に PCR 検査の結果が出る前に、あくる日の検査対象者、積極

的疫学調査上の接触者、濃厚接触者をどう決定していくか……。

　No. W班の残り３人のみを濃厚接触者として行動を止めて、PCR検体の採取対象とするのか、クラス全員残り31人と担任教師１人、計32人を濃厚接触者として行動を止めて、PCR検査の対象とするか……抗原定性（＋）患者の行動に係ってくることにもなるが……。当患者の前日の行動、活動等の状況を担任教師に確認していく必要があった。

　前日の授業体制、給食等、又、その子（抗原定性〈＋〉患者）が、活発な子？　よくしゃべる子？　もの静かでほとんどしゃべらない子？　おとなしい子？　どの部類に属すのか等……。

　まだ、マスクの徹底も言うほど図られていなかった状況下だったと思うが、その子は活発でよくしゃべる、よく発言する子、ということで、一応クラス全員32名を濃厚接触者扱いとして確認していくことに決定、学級閉鎖対応として学校長に協力を求める。

　学校には大急ぎで当該クラス全員の名簿の作成を依頼、氏名、生年月日、保護者の連絡先電話番号を抑えてもらう。

　……機転を利かすこと、としては、今後の展開をある程度予想しながらの行動がとれるかどうかであって、もし、クラス内で複数の児童が感染していたら、次は、学年単位に、さらにその中で感染が確認されれば、次は学校単位に、と徐々に検査、調査対象を広げていくようにもなるため、緊張が走る。

　あくる日の朝、時間を決めて、保護者同伴でマスクを着用して登校させ、保健所職員が同時に赴き、PPEを着用して32人から検体を採取する、試験検査機関に検体を搬送し、当日のうちにPCR検査を実施、完了、検査結果の確認をする、ということで協議を発展させていった。

　21時近くになって、抗原定性（＋）の子のPCR検査は予想どおり（＋）……家族全員（両親のみ）が濃厚接触者となり、こちらも、あくる日、クラス児童の検査とは別対応で、保健所に当該家族を自家用車で来所させて、ドライブスルー方式で検体採取を行い、PCR検査を実施、検査結果確認をしていく流れとなった。

〈PCR検査結果〉
児童と担任教師、全員（－）……学校関係に感染の広がりはなかったことを確認。
家族は、父（＋）、母（－）……父は、ほぼ無症状。

積極的疫学調査で父の行動歴を確認
検査の3日前の夜、友人と管外の市町にある飲食店で飲酒、カラオケに興じていた。
検査の2日前は陽性者となった子供と2時間程度、とある球技を行う（このあくる日、子供が下校後、咳・喉痛、就寝後に発熱）。

飲食店は、狭く換気が悪い状況なので、従業員や一緒にカラオケをした友人は、すべて濃厚接触者扱いとなる。管外の管轄保健所に疫学調査を依頼したところ、既にこのうちの一人がコロナ陽性で入院、治療中だったことが判明……感染繋がりの典型例であった。

　振り返りとして、小学生一クラスのPCR検査を妥当とすべきか、過剰対応と考えるのか、もちろん正解はないが、結果のみからでは、確認のPCRはNo.W班の残り3人だけでもよかったのではないか、クラス全員の検査は過剰ではないのか、と思われる人もいるかもしれ

ない。

　しかし、筆者としては、最良の選択だったと思っている。理由ある確認と不安の解消。

　冬場、窓を閉める教室内の換気状況は良いとはいえず、無頓着にマスク無しで和気あいあいの教室となれば、「No. W班の３人のみ」を選択するはずはなく、囲い込みを念頭に置けば、少々検査対象者は多くなってもクラス全員の検査を考えることは必然のことと思われた。

　検査を「No. W班の３人のみ」に留めて、すべて陰性だったから、を理由に教室の児童全員の陰性を決めつけられるのか、と問われたら、誰も回答不能で、不安だけが残ることになるだろう。

　なお、PCR検査の調整は、本自治体では関係の保健所と自治体本庁の感染症担当課と協議して実施することとしており、件数が多くなりすぎると、自治体の試験検査機関の許容量を超えて、物理的に対応できなくなるため、妥当な検査対象者となるのか等事前の迅速かつ密な調整が必要になる。これは、全都道府県でも共通と思われるが、多くは「保健所長（公衆衛生医師）が判断して、保健所長が必要と認めて検査を行う」という内容であるので、筆者としては、よほどのことがない限りは、断られることはないものと思っている。

　PCR検査を行う自治体試験検査機関の長も公衆衛生医師であり、各保健所長とは医師同士となり、こちらの阿吽の呼吸もあるのであろう。

　各保健所長は、やみくもに無駄な検査は依頼してこない、公衆衛生上、検査は真に必要なものしか依頼されない、という平素の信頼関係が築けているからこそ、いつも支障なく、的確に検査結果が提供されるものと信じている。

　感染を広げないようにする作業で、保健所業務の行方を左右するのは、保健所長の迅速かつ的確な判断である。特に、同時多発テロの如

く、同じ管内で同じ日に当該事例のような集団感染発生の恐れを秘めている感染者が数カ所で発生した場合においても、限られた情報の中で、対応する優先順位を決め、PCR検査を必要とする濃厚接触者の範囲を決定していかなければならない。

　当該小学校事例でも、次のようにスタートが違ってくる場合の事例を想定すると……昨日まで欠席者のないクラスで、本日、複数の生徒が欠席し、医療機関から抗原陽性の連絡を受けたような場合では、複数の抗原陽性生徒からの積極的疫学調査を入念に、かつ的確に行い、感染に至る背景、家族構成、患者の行動エピソード等から、周辺の（濃厚）接触者となる検査対象者の範囲を検討し、クラス学級を飛び越える必要を生じて学年全体を対象にしていくのか、はたまた学校全体に及んでくるのか、限られた時間の中でPCR検査実施の対象者を明確に決定しなければならない、異なった決断を求められる場合も想定されてくる。極めて責任重大である。

　ただ、言い忘れてはならないが、保健所長の決断に至るまでの情報収集は、主に保健師を中心とした積極的疫学調査に基づく賜物なのである。
　粘り強く、必要な疫学情報を感染者や接触者から的確に聞き出す、相手を気遣う思いやりのある問いかけ、ひとつひとつがウエイトを占めていて、保健師個人の人間性も出てくると思うが、他の職員とは備わっているものが、やはり違うのだろうと思う。

　ここで、過酷な問題となるのは、疫学調査対象が大勢出現しているにもかかわらず、コロナ報道等で不安に陥っているその他の住民からの問い合わせが上乗せされてしまうことである。このような相談にも、やはり殆ど、保健師を中心に対応していた。
　相談はおおまかに「こんな症状である、今どうしたらいいか」と切羽詰まってパニック状態の者、発熱で辛そうな者、しわがれ声の者、

いろいろな方がいる。一応、前述した「新型コロナウイルス感染症についての相談・受診の目安」の資料が本庁から示されており、誰もが（新採もベテランも事務職も技術職も関係なく）対応は可能と思われがちであるが、感染症担当班の職員の中で、たまたま（この時期に運悪く）保健所に配属された事務担当者の中には、「症状を訴えるような相談対応等は、自身の仕事ではない。自身にはできない。保健師やその他技術屋の仕事だ」と勝手に線を引いてしまう者もいる。

　ただし、これは、決して、その職員を責められるものでもない。

　公務員は、とかく縦割り業務、自分のテリトリー以外は踏み込まない、……もっとも踏み込めない場合が多く、特に専門性の高いものは然りである。

　ただ、感染症担当課の事務職員も問い合わせ件数が日毎に増えるにつれ、「専門性云々」など、悠長なことを言ってはいられなくなり、全担当課職員が一丸となって、目の前の対応に臨むしかなくなってくる。

　筆者の勤務する保健所の電話番号は、担当各課のダイヤルインではなく、当初は「代表電話の番号１本で複数の５回線に順次繋げていく電話」で回していた。当然、直ぐに埋まってしまい、「なんぼ架けても繋がらねえぞ！」という怒りをあらわにした苦情者（コロナ以外の相談者）も出てくるなど、「保健所の電話が繋がらない」という、非日常的な保健所勤務が続くようになっていくのであった（令和２年２月中旬〜３月、４月中旬頃の状況）。

　前述した、令和２年１月30日の市町と保健所担当者の会議で、既に窓口対応の本庁への報告手法が伝達されていた。

➢保健所の窓口対応の報告（再掲）

- 時間内に受けた相談は「相談票」でメモ（記録）を残す（項目

の追加は自由）

- ▪ 報告は、マイクロソフト社のエクセル様式での件数集計で行う
- ▪ ただし、有症状、疑似症例に関する重要なものは併せて「相談票」も付すこと

　実際に、自治体内の相談件数は毎日、保健所の感染症担当課から件数報告をしていたが、自治体中央がコロナの専用ダイヤルを立ち上げて運用を開始したのは、半年後、8月の下旬だった。

　2月と3月の非常に苦慮した時期に、専用ダイヤルを立ち上げてもらえていたら、この上無かったが、やはり、自治体の本部となれば、財政上、本当に必要なのかどうかを含めたデータの蓄積、相談内容等の傾向と分析、自治体内への新たな電話回線の設置、外部委託可能な対応スタッフや電話窓口のオペレーターの募集を含め、準備から立ち上げまでに、どうしても半年以上の日々を費やさざるを得なかったのだろう。決して文句は言えない。

　令和2年1月下旬から、2月、3月の年度末までの期間は、国内患者の発生早期にあたり、本自治体では3月の上旬に第1号患者が発生したものの、筆者のいる保健所管内で第1号患者が発生したのは、その8カ月後の11月中旬であった。

　このコロナで面倒なのは、一言で申すならば、「都会と田舎に大差あり」である。都会の感染者数は、人口割合も考えながら、ある程度のまとまった人数が日々報告されていたと思うが、本自治体では、3月に感染者が発生した！　と言っても、全国や都会の比ではない。

　この頃、当時の安倍首相の指示で全国の学校に臨時休校を要請し、3月2日から4月7日まで小中学校の行動を止めたり、春の選抜高校野球大会が中止になったり、各種イベントが次々と取り止めになるなど、日増しに、全国的に自粛ムードが高まっていった。

国内第1波の時期における当自治体、B保健所
管内での医療体制の整備

　本自治体では、3月下旬に自治体本庁内で知事をトップとする部局長会議が行われた。配布資料によると、全国のコロナ陽性患者が約2カ月間で1,100人弱を数えているのに対し、本自治体では5人以下であった（正確な数字は都道府県が特定されるようになるため表記しない）。

　ただし、帰国者・接触者外来を紹介しなければならない患者の他、5人以下の陽性者数を元に積極的疫学調査で（濃厚）接触者等保健所長がPCR検査の必要があると認めた数は約200件……その中で陽性者が5人以下であったことは、感染の広がりは防げていた、と言っても過言ではなく、当初のウイルス（武漢株）の「感染力」としては、現在のオミクロン株のような強さもなかったことが窺える。

　各保健所の積極的疫学調査により、初発の感染者（疑似症患者も含む）から次の感染、2次感染の発生を抑えられていた？　とすれば、保健所の成果とも言えるのだが、単純に、感染者として当自治体内に入ってきている母数そのものが少なく、運が良かっただけ、だったのかもしれない。

　一喜一憂するPCR検査結果で遂に「陽性」、となった患者が出てくるまでのインターバルが長かった保健所は、当自治体のみならず、全国でも、割と多かったのではないだろうか。

　とかくメディアは、都会・地方の境はなく、筆者の偏見かもしれないが、都会の情報が中心となってしまい、本自治体では5人以下の感

染者数の中、全国では1,000人を超える感染者であるとの報道がなされていたわけであって、国民に余計な心配や不安だけが膨らみ、罹患してしまった後の重症化、特に3月末には、テレビでお馴染みの超有名なコメディタレントがECMO（人工肺とポンプを用いた体外循環回路による治療）の甲斐なく亡くなられたことも重なって報道され、「コロナは怖いもの」という印象を、より大きくしていったものと思われる。

　本自治体内で取りまとめられた、全保健所に寄せられた相談件数は、2カ月足らずの短い期間、3月末までに約8,000件以上にも上っていた。

　その頃の自身のいる保健所での相談例では、「診てもらえる医療機関を、今すぐに紹介してくれ！」と困難極まりないものが多かったように思える。

　特に3月に入ってからは、武漢をはじめとする渡航地は全く関係がなくなり、症状を訴えるものが中心となったが、実際に「発熱が数日続き、悪化している」というような深刻なものは殆どなく、思わず、「水分とって、解熱剤飲んで、休養しといてくれ」と切り上げたいものが多かったのも正直な本音である。

　令和4年の現在となっては、全職員の誰もが、その対応をしていてもよかった、ということになるが、当時はそのような余裕はなく、とにかく相談者の訴えにしっかりと耳を傾けてうかがうしかなかった。

　感染が疑わしいと思われる患者であれば、当保健所管内の帰国者・接触者外来を紹介できるが、まず、コロナの疑いがなさそうなものには「かかりつけ医」に事前に電話をしたうえで受診してください、と伝える流れにはなっていたが、……。

　微妙なものの判断が、個人的にも、非常に難しく、実際にはマニュアルどおりにいかないものも多々あった。

帰国者・接触者外来を紹介する場合には、対象者に時間を指定して、協力していただく医療機関側はPPEを着用して、万全の体制で検体採取に臨み、対象者に解熱剤を処方してもらって、一旦帰らせて検査結果が出るまで自宅待機してもらう、という確立した対応であった。

　実際に、陽性になれば、自治体本部の感染症担当課と協議し、感染症指定医療機関への入院調整が行われ、保健所職員が、本部が決定した入院先に搬送することになるのだが、当保健所管内の帰国者・接触者外来は感染症指定医療機関ではなかったため、どのみち患者を待機させていても入院までの対応はできなかった。
（検体採取した後、結果が出るまでに容態が悪化した場合の受け入れ先を確立しておくように、と帰国者・接触者外来の受け入れ対応協力をしていただいた病院の先生から保健所に宿題を出されていたのだが、結局、管内の他の医療機関で待機可能な受け皿となってもらえる施設の準備はかなわず、申し訳ないが、今も未対応のままとなっている）

　では、微妙なものの判断、それは、患者の症状次第に尽きるのだが、電話越しで、辛そうな声色で死にそうな旨訴えられると、保健師も含め、保健所職員は尋常ではないと思わされてしまい、悠長に「かかりつけ医に連絡して」とは言えない雰囲気になってしまう（結論的にはそれしか言えないのだが……）。

　患者（相談者）の状況からコロナの行政検査を進めた方が良い、と判断された場合には……管内の帰国者・接触者外来と調整して、検体採取の場所と時間を決定していく。

　患者自身又は患者家族の運転で自家用車にて足を運んで行ってもらうことになるのだが、落胆したのは、協力医療機関からの後からの情

報で、「特段呼吸も辛そうではなかった」、「バイタル（血中の酸素濃度）も問題なし」「これが保健所が感染を疑った事例なのか？」とも揶揄されるような話が聞こえてきたことだった。

さらに40代までの若年層では、なかなか「かかりつけ医」を持ち合わせておらず、一応、かかりつけ医の無い患者で、まずコロナとは思えない発熱患者について、診てもらえないものかと、「押さえ」として対応していただける医療機関も探していた。

いくつか当たったが、「状況にもよるが一応OK」とされた医療機関は、当初2月の段階、というより、後にも先にも管内では一つしかなく、その医療機関しか紹介できない状況となってしまい、2月末頃までは、数人の対処は可能だったが、そのうち、時間帯を分けて受診させる対応が困難になっていったのか、受け入れてもらえなくなり、対応に苦慮する事例が増えていくことになった。

結局、診察してもらえる受け皿がなければ、相談者に納得してもらえるような回答ができず、加えて、相談者が思いどおりにならないことで怒りをあらわにし、電話を受けた職員が罵倒されて、ヘコんでしまい、心身症になる一歩手前まで行く者も何人か出てしまった。
（「怒れるぐらい元気だったのならば、ほっといたって大丈夫！　大丈夫！　悩むことはない！」と言ってはいたものの、責任感の強い職員にとっては気休めにもならなかった）

ついでに、その類いの痺れた相談事例をひとつ紹介すると、4月初旬の午後4時過ぎ、当自治体内から隣の自治体内に就職した10代男性Aから、「職場の数日間での泊まりがけ研修中に（今朝から）発熱し、会社側から自宅に帰るように指示され、JRで帰宅し、現在、マスクをして、電車の中からの架電中で、同じ研修参加者で他にも4人が発熱し、いずれも同様に帰宅させられている（他は全て他の自治体、関東の者もいた）。発熱は37.4度である。咳や喉痛等の呼吸器症

状はない。どうしたらよいか。検査をしてもらえるものなのか」という内容だった。

　症例定義上、発熱は微妙ではあるが、37.5度以上ではない、呼吸器症状もない、発熱も本日からであり継続している状態ではない、したがって帰国者・接触者外来での検査対象とはならないことから、相談者には「今日は様子を見られて、明日以降にでも、かかりつけ医に相談のうえで受診を検討されるように」と伝え、本人も一応納得されたことから対応を終了していた。
　その時点では、当該内容よりも、感染の可能性のある者であればJRなどの公共交通機関での移動はやめてもらいたかったこと、会社側としても、まずは研修を行っている所在地の自治体の保健所に連絡をされて指示を仰ぐなど、配慮をしてほしかった。

　ところが、痺れた対応というのは、その日の夜、午後9時頃、Aの母親から相談電話を受けたことだった。
　内容は、自宅には病弱な小児がおり、仮に（10代男性の）息子がコロナだったら、と強く不安を訴え、救急の受診を希望してきたものだった。午後9時の時点でAは37.1度（昼間より下がっていた）、呼吸器症状もなしということで、対応が変わるものではなく、明日の受診を何度も勧めたが、「もし……だったら……」を繰り返し、「救急受診を、させろ、させろ」と執拗に迫ってくるばかり、こちらも「緊急の案件とは言えないので、できないものは、できない」と何度も繰り返し説明して伝えるしかなく、押し問答の時間だけが過ぎる、堂々巡りに陥った。
　母親はとにかく、今日中に決着をつけてAを入院、医療機関に入れさせたい。小児と同じ屋根の下には一緒にいさせたくない、小児と離したい、とする要望しか持ち合わせていない。この堂々巡りは、実に1時間以上にわたった。

　医療機関、帰国者・接触者外来の病院に一応、ダメ元で、連絡だけは入れてみる、ということで一旦、電話を切ることにした。

　アリバイではないが、一応、連絡した、と報告できるように管内の帰国者・接触者外来に架電した。
　当然、窓口の看護師から、緊急を要する事例ではなく、当直医も本日は内科医ではない。内科医を呼び出すような急ぐ案件とも思えない、相談者には、明日の受診にしてくれと伝えてもらいたい、と素っ気なく電話を切られたのだった。

　この内容を再び、Aの母に伝えたが、結局、（当然ながら）納得してもらえず、確認の新型コロナの検査をしてもらえるまでは家へ帰れない、保健所に行って待たせてもらう、とまで発展して言い出したため、さすがに保健所に来させるわけにもいかず、当時は保健所で検査する体制にもなってはおらず、帰国者・接触者外来で検体を取って、自治体の検査機関で検査をすることになるから、どの道、本日中の検査にはならないため、「症状から、Aさんは、今現在、コロナを疑う症状ではないし、明日、一番に、あなた方のかかりつけ医に受診連絡をされ、対応をお願いしたい。もし、これから朝までにAさんの容態が急変するようなことがあれば、こちらに（保健所に）連絡してもらい、コロナの症例定義に合えば、指定する医療機関を紹介するので、検査、受診してもらうように調整していく。Aさんを家に入れたくないのであれば、車で一晩明かしてもらうか、家の中で仕切るか、何かするなり、そちらで手立てを考えてください」と最終的には、申し訳ないが、突き放すように伝えて、こちら側から電話を切って終わらせるようにするしかなかった。
　実に、その時は、午後11時30分を回っていた。

　当方にとっては強烈な対応事例ではあったが、担当課で対応してきている者すべてに様々な対応事例が存在することもよくわかり、もっ

と、さらに強烈な事例にも対応してきていたとも思われ、感染症業務の困難さを管理職の一人として共感できた一事例でもあった。

　当自治体を他の地域と比較した場合、第1号の発生が遅く、自治体内全体としても全国と比較して、感染者が少ない話にも触れてきたところであるが、国内の感染者初期、早期段階の時期をいつ（まで）とするのか、当初は新型インフルエンザと同等の流れで動くものと考えていたが、筆者の思い違いだった。

　当自治体の新規感染者の発生状況が全国一律と横並びをして比較できるものではなかったこと、国内の数カ所でクラスターの発生が確認された時期や、4月7日から関東近畿九州の7都府県が、少し遅れて4月16日から残りの40道府県が「緊急事態宣言」を発令し、ともに期間を5月6日のGW明けまでとして行動自粛を行わせた時期を、感染の「第1波」として扱い、国内発生の初期・早期とする扱いがなかったことを、後から知ったのであった。

　当自治体では「第1波」の期間には筆者のいる管内以外で、40人弱の新規感染者を数えていたのであった。

　これまでにも記載してきたが、本自治体の全保健所では、各医療圏の医療機関で、新型コロナウイルス感染症を疑う症例として診断した場合には、診断（疑似症）した医療機関から医療圏毎の保健所に患者情報の連絡をしてもらい、保健所から帰国者・接触者外来に受診対象者となる患者の情報を伝え、対象者に受診とPCR検査の検体採取に出向いてもらう調整を行う流れを作っていた。

　ただし、医療圏毎の医療機関の対応状況はそれぞれ異なり、当管内には、医療機関に相談をした患者が診てもらえずに、保健所に受診できるところを紹介してほしいと訴える者が少なくなかった。開業されている医院の足並みを揃えて、感染症の患者を同等に診てもらえるよ

うに呼び掛けるためには、地元の医師会長と協議をしながら、医師会の会合等で協力に向けた説明を行えるように調整を図っていく必要があった。

　圏域の会議は既に3月12日に開催していたが、本自治体の感染者の発生がまだ5人以下であり、2月5日の専門家会議以降に示された知見と2月の当保健所の「帰国者・接触者相談センター」窓口対応の状況をもとに、現状の説明が中心となるばかりだった。
　保健所長は当医療圏域の医療体制の総括的な見解として、次のとおり説明した。

- 日本では、クラスターが各地で発生しているが、クラスターから広がらないようにしっかりおさえていく。今後、発生患者等についての対応をどうするか考える必要あり。
- 国から人口比などから、各都道府県や各地域での患者数のピーク時にどのくらい患者が外来を受診し、どのくらい入院するのか、また、重症者がどれぐらいになるのかを算出する数式が示されたことを説明。
  (当医療圏域の想定値〈参考〉は、外来：280名、入院：190名、重症：6名)
- 初期症状は風邪とほぼ同等。長く続く。その後重症化する者は2割。若い者は軽症が多い。
- 致死率2〜3％。季節性インフルエンザより高い。高齢者ほど致死率が高い（14%）。
- 基礎疾患がある人は重症化しやすい。
- 治療薬はなし。ワクチンは（早くても）1年以上先？
- 迅速キットはないが、供給数が一定になるのはだいぶん先の可能性もある。
- 医療体制について〈保健所〉
  □帰国者接触者相談センター（保健所の窓口）は24時間対応。

感染症携帯を担当班職員が交代で持つ。

□ 風邪症状と見分けがつかないので、医療機関へ連絡もなく受診すると感染するリスクが増加する（受診事前電話の徹底について、ことあるごとに広報）。

□ 受診目安が国から示されたが、相談センターでは２日間熱が継続するが重症ではない患者にどう対応するか悩む。発熱患者を診ないという医療機関もあり、結局は患者も困る。

□ 相談センターでリスクの高い・低いを判断し、リスクが高い場合に、帰国者・接触者外来を紹介。しかし、この病気は感染の有無を判断しにくい。

□ 国内のブロック地方としては新たな患者が少ない。圧倒的に新型コロナウイルスによるものではなく、一般的な発熱が多いと思料。

〈今後のお願い〉

▪ 今後、近隣で発生すると、今まで受診していた医療機関が診てくれない時に患者が困るので、電話で事前相談を受けた場合には診ていただきたい。

▪ すべてを帰国者・接触者外来に紹介はできない。みんなが少しずつリスクを分け合い、協力しあうことが大切。

▪ それでも、今後患者が発生した場合、砦は「入院」となる。感染症指定医療機関以外で、この地域でどのくらい患者が入院できるのか、救急告示病院や透析がある病院などでは対応が難しいこともあるため、役割分担も考える必要があるなど、自治体本庁と調整しながら、具体的な内容が示されたら、再度協議願いたい。

〈保健所長の締め〉

▪ 重症者が増えると、対応が困難になる。保健所としては感染者を増やさないように風邪程度の軽症であれば、受診を控え、自

宅で静養してもらう等、患者さんにもリスクを負ってもらった
方がよいのかもしれないと思っている。病院、地域の開業医の
先生方、消防、市町自治体の方々、協力できることはみんなで
協力し、リスクを分け合って「One Team」でやっていきたい
と思うので、御協力の程よろしくお願いする。

　と総括し、圏域会議は閉会したが、年度が変わる時期と全国的な第
1波が重なり、保健所長にも異動があり、4月から新しい所長が赴任
した。

　筆者の管内では、結果的に第1号の発生は11月だったことは前述し
たが、中間的に、4月中旬の、自治体内の感染者が20人強を数えてい
た頃、当管内の両隣にあたる医療圏では既に数人ずつ発生していた。

　新所長は、当保健所赴任前、3月の圏域会議が行われた直後、前赴
任地の医師会長と協議され自身との連名で医師会員の方々、地元の医
療機関の先生方に診察の協力をお願いする事務連絡を発出していた。

　当該事務連絡を元に、当管内3地域の医師会長にも同様に、それぞ
れで協議し、それぞれの医師会員に示していただけるように、次ペー
ジのとおり文書を作成した。

　協議することで、それぞれの会長は、皆、快く協力していただき、
文書を持参した日にそれぞれの会員、各医院にFAXやメールで送信
をされた。
　特に、一人の医師会長は地元愛が強く、保健所としても、その後、
非常に心強く、常に助言をいただける大きな存在となっていただき、
本体制やその他保健所の依頼も可能な限り協力をしていただくなど、
日本全体でコロナへの対応が少しずつ確立していく中で、新所長との
連名文書は大きな効果を果たしていくことになった。

関係各位

●●保健所長　△△◆◆
〇〇医師会長　▼▼◇◇

　　　　　新型コロナウイルス感染症に関する基本方針について
　平素は地域の感染対策に御理解・御協力を賜り、厚くお礼申し上げます。

　新型コロナウイルス感染症への対応については、各医療機関におかれて御尽力いただいているところですが、このたび、別紙のとおり診療時の参考資料を作成しました。

　東京都他6府県で非常事態宣言が発令されましたが、●●保健所管内の現時点においての市中感染は認められておらず、発熱や呼吸器症状を有する患者であっても、殆どが例年と同様の感染症によるものです。

　つきましては、本件について御承知おきいただくとともに、下記事項に御留意の上、診察にあたっていただきますようお願いいたします。

　　　　　　　　　　　　記

①発熱や呼吸器症状がある患者への診療は通常通り、標準的な感染予防策を取りながら実施をお願いします。新型コロナウイルス感染症への懸念はあるでしょうが、例年と同様の感染症が現時点では殆どです。感染症指定医療機関及び帰国者・接触者外来協力医療機関の医療提供体制の確保に御協力ください。

②標準的な感染予防策が基本です。サージカルマスクの着用と確実な手洗いを行って診療を行えば、万が一診察した患者が後に新型コロナウイルス感染症と判明しても"濃厚接触者"には該当しないとの見解（令和2年3月11日付け厚生労働省新型コロナウイルス感染症対策本部「新型コロナウイルス感染症が疑われる者の診療に関す

る留意点について」）です。来院者全員に石鹸を使った流水での手洗い、あるいは、アルコールでの手指消毒を勧め、呼吸器症状がある方にはマスクを着用させてください。

③不安を抱えた住民からの問い合わせ電話等への対応もあると思います。不安感のみや軽症の感冒症状などの場合は、十分に説明の上、自宅安静を勧めてください。高齢者や基礎疾患を有し重症化が懸念される場合は、来院・診察を指示してください。その際は、マスク着用を勧め、可能であれば他疾患の患者と時間的・空間的に動線を分けるように努めてください。

④医療従事者の感染対策にも留意し、体調のチェックをお願いします。発熱や体調不良の場合は、しっかりと休ませてください。これは医師本人も同様です。

⑤新型コロナウイルス感染症患者を診察したとしても、標準的感染予防策を取っていれば、自院を休診にする必要はありません。

⑥現時点において、患者への帰国者・接触者外来の紹介は帰国者・接

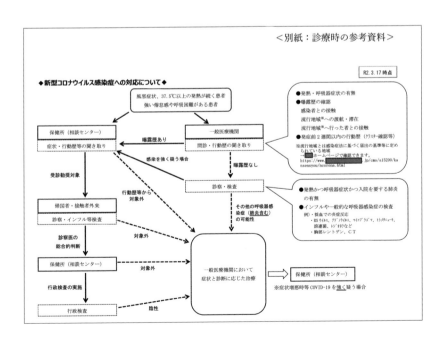

触者相談センターからのみとなっています。貴院から患者へ帰国者・接触者外来を紹介すること及び管内の帰国者・接触者外来協力医療機関名を伝えることは差し控えてください。

協力的な医師会長からは、4月10日の当該保健所長連名事務連絡を各会員に発出した次の週に再度、保健所に連絡をいただき、次の助言を賜ることになる。

当時の保健所と医師会長との協議後に作成した復命を参考掲載すると、

　概要　当保健所の医療圏のコロナに係る今後の対応等について（医師会長●　保健所○）
●既に当都道府県内の感染者が20例を超えた。
　自治体内の全感染症指定医療機関の40床が埋まるのは時間の問題である。重症者の受け入れ対応のために、現感染症指定医療機関から軽症者を転院させる等の対応が急務ではないか？どうする予定なのか。
○自治体本部の問題、本庁の本課（感染症担当課のみならず、病院調整は医療の担当課等）からの協力依頼、いわゆる、圏域を超えた具体的な方針（いつから一般医療機関が受け入れるのか）や、圏域を超えた協力体制の構築方針等が必要で、個別対応ではなく、医師会、感染症指定医療機関、その次を担っていただきたい各圏域の公的医療機関、病院協会等に一斉に号令と「協力体制の合意の場」を待っているところですが、まだ何も指示がない状況です。
　また、首都圏のように、ホテル等を探せ？　なのか、そのような話も考えて調整する必要もあるのか、地域として圏域を超える対応を検討しなければならない状況に非常に苦慮していま

す。

確固たる文書や指示が出れば、地域の医療機関への行動等協力
要請や協議も行いやすくなるが、これ以上は単独保健所のみで
の調整はハードルが高く、なかなか理解は得られにくい状況で
す。

今、この地域では●●病院だけが、既に最悪の事態を想定さ
れ、水面下で一病棟空ける体制がとれるかどうか等対応も検討
していただいているが、救急、透析、産科の医療を受け付けて
いる病院でもあり、支障をきたせば、他の病院、医院でカバー
しなければならなく、地域の医療機関総動員での協力を求めて
いくことになるのだが……。

●それこそ、地域の医療崩壊につながる。自治体中央の医師会か
らも（保健所が動きやすくなるように）本庁本部へ働きかけて
みよう。

軽症者の受け入れ、ホテル等を一棟借り受けて、となると、後
の風評、狭い地域、住民の抗議等が予測され、安易に受けられ
ないだろう。

管内では、まず、空床の多いところに当たるしかない、◇◇病
院、○○病院、▼▼病院への協力を求めていくのが現実的だろ
う。後押ししよう。

○まずは、行政側からの打診が必要と思うので、（いくつかの病
院を）当たってみます。

●うむ、はじめから大勢では行かない方がいいだろう。いつでも
加勢する。

それから、××市の担当部局長と担当課に自らが昨日会って、
市の対応を確認したが、どうしても保健所依存型で指示を待っ
ているような状況だったので、己でできること、広報啓発に努
めるよう話をしておいた。**自身も医師会長として地元の新聞社
に提言として広報（投稿）した。**

また、医師会員に対しても保健所長と連名の通知の他、自らも

文書を作成し、協力を促している。

保健所、自治体、医師会が共通認識を持って進むべき、明確に方針表明して旗幟鮮明にしていけば住民の安心につながる。一度また早いうちに一堂に会して号令をかけるべきだろう。自分たちにできることがあれば何なりと言ってもらいたい。

よろしくお願いする（了）。

……まさに、頼もしい限りであった。

新聞の掲載、転載はできないので、医師会長の承諾を得て、原稿の一部を紹介する。

新聞には、横帯と縦帯2段抜きで「○○医師会から緊急提言」、「新型コロナウイルスから○○（地域）を守るための行動」「○○会長『一人ひとりの行動が未然防止に』」と通常の紙面に見出しが大きく目立っていた。

地域の新聞社側は、医師会長の緊急提言を当新聞社に寄せるに至った経緯を含めた紹介の上で、提言原稿を掲載していた。

①うつらない、うつさない

ウイルス感染は、「人から人へ」です。感染者から唾液、喀痰、鼻水によって排出され、それを吸い込む、飲み込むことによって（一部は目から）体内に侵入します。

くしゃみや咳で吹き出されたしぶきを吸い込む（飛沫感染）、それを手に受けて鼻を触る、口を拭う、目をこするなどの行為によって、体内に運ぶ（接触感染）という経路です。

▼マスクの着用＝飛沫の排出を減らせます。直接の吸入を避けられます。

▼手指衛生の励行（手洗い、消毒）＝手についたウイルスを洗い流すのです。

▼顔や髪を触らない＝マスクの下から汚れた手で触ったのでは元

も子もありません。

▼「3密（密閉・密集・密接）」を避ける＝感染の場として危険なので、今は避けましょう。

▼移動を減らす＝国内でも感染地への行き来は、今は止めておきましょう。

　自分がうつらないようにする行動は、他人にうつさないようにするための行為でもあるのです。他人にうつさないように行動することが、回りまわって自分を守ることになり、ひいてはこの街を感染から防ぐことになるのです。

　○○（地域）を感染から守れるか否かは、私たち一人ひとりの行動に託されているとご認識ください。

②かかりつけ医に相談してください

　発熱、倦怠感、体調不良等々、風邪の症状が出現した際は、普段のようにかかりつけ医に相談してください。ただし、今までのようにすぐに医院を訪れるのではなく、まず電話連絡して容態を伝えてください。

　各医院によって対応します。来院時間を指定する医院、待機場所を別にしている医院、車内での待機をお願いする医院などがあります。それぞれの指示に従ってください。

　診察の際、治療方針が伝えられます。多くは、お薬を飲んでの自宅での安静療養になるでしょう（家族にうつさないように注意してください）。多くの方はそれで回復されます。

　が、大事なのは、その後の経過です。「熱がなかなか、下がらない」とか「咳が続いて苦しくなった」とか、症状改善の思わしくない時には、遠慮せずに主治医に電話連絡してください。必要に応じて、保健所対応を考慮します。

　市内の□□病院や△△病院を受診される際も同様です。まずは電話をして相談してください。

　感染拡大を未然に防ぐか否かは、私たち住民の行動様式にかかっています。東京、大阪などの例から学ぶことは、「街を守ろ

うとする思いが、自分たちを守ることになる」という事実です。

　今こそ、○○地域を新型コロナウイルス感染禍から守るべく無用の外出を我慢する時です。あれこれの不自由を辛抱する時です。「自分だけは大丈夫」ではありません。遠い都会の出来事でもありません。私たちの街を思う行動が街を守ります。今こそ、私たち一人ひとりが○○地域を守る時です。

　皆で「うつらない、うつさない」行動を心がけましょう（了）。

　医師会長の説得力のある言葉で、地元住民に語り掛けるような内容の原稿で投稿され、ただ、「ありがたい」の一言に尽きるものであった。

　地方新聞への掲載時期は令和２年４月中旬、本庁も含めて緊急事態宣言発令中の時期。

　おさらいではないが、世間は第１波途中、当自治体内では、20人強の感染者が発生している。

　40床 MAX の自治体内の感染症隔離病床数、重症者を重点的に入院させれば、軽症者は当然地元に戻され、どこかで患者の面倒を見なければならなくなる、ならば、事前に地元の病院の受け皿の準備が必要になることは、言わずもがなであるが、当然ながら、「よし、うちの病院で協力しよう！」と二つ返事で了解を得られるような簡単なものではないことは既知のとおり。

　しかし、行政側は待ったなし、感染者がこの先、どれぐらい発生するのか、重症者がどれぐらいになるか、軽症者がどれぐらい膨れ上がるのか、今日明日にもクラスターが発生したら？　と見えない恐怖感だけが募り、手探りでしか進められない中で、本庁は本庁で自治体全域の、保健所は保健所で地元中心の、それぞれ病床確保対策を検討していくしかなかった。

　医師である保健所長とともに、◇◇病院、○○病院、▼▼病院を回り、理事長、院長、事務長他、組織の錚々たるメンバーを前に、事情を説明しながら、イザという時の感染患者の受け入れ協力をお願いした。

　ありがたいことに、それぞれの病院は、どこも協力的で、２〜３日の猶予さえもらえれば、空床利用で職員や感染患者の動線を考慮し、事前に感染症対策で十分な準備ができるのであれば、□棟の○床までの協力は可能である、と返事をされたのであった。

　なんとか、医師会長の援護射撃をお願いすることもなく、ひとつの基幹病院だけが犠牲になるような偏りも生じさせず、地域の医療を崩壊させない手立ては施せる方向へと向かった。

　……地元保健所の苦労もよそに、本庁は本庁で、感染患者が増えた時の対策を検討し、水面下で本自治体全地域の各病院との交渉を進めていた。

　正に、前触れもなく、全くのいきなり、令和２年４月21日、知事が本自治体の感染症病床40床から、自治体全域の医療機関の協力により、320床を確保できた旨報道発表が行われた。
　320のうち、102を重症、218を中等症・軽症患者向けに充てるというもので、段階的に準備していくという内容であった。

　報道記者も勘違いした様子だったが、「今すぐ320床を使えるようにした。患者320名までいつでもどうぞ！」というものではなかった。
　わかりにくいが、当保健所管内の病院側との交渉と同様に、事前に準備を整えながら、これからの患者発生に備えて、当自治体内の病院全部をひっくるめて、使用できる（とされる）病床が現段階で、一応

320床ありますよ、という意味であった。

　詳細の説明はうまくできないが、全国的に保険医療財政の縮減を背景に、不必要に患者を病院に引き留めず、退院させ、病床は極力早く空けるようにする、また、残している空床状態の病床数はどんどん減らしていく方向にあったことから、筆者としては、実際には、320床もやりくりできる病床があること自体、いささか腑に落ちないところもあった。

　が、立場変われば、感染者の受け皿の確保ができたことだけは、素直に喜べたのだった。

　世間では、全国的にある程度の患者数が日々報告されることによって、国民の不安は高まり、保健所への電話相談数も増えることは前述したが、1月末から5月末までに、本自治体全保健所の相談件数は累計で26,000件を超えていた（3月末まで約8,000件は前述のとおり）。

　緊急事態宣言により、ゴールデンウィークの人の流れを極力抑えたことで、当自治体内では5月上旬の発生を最後に、次の新たな患者が発生するまでに2カ月以上経過していくことになる（当保健所の相談電話も6月、7月は幾分減少傾向となっていた）。

　その他、本庁では、4月の下旬にコロナを担当する感染症担当課の中に、新型コロナウイルスに特化する担当組織を設け、コロナ対策や対応施策に携わる職員名簿を各保健所に示したのだった（後に、コロナ専門の対策室として感染症担当課の中に位置付けられる）。

　さらに、患者が増えた時に備え、地域毎の保健所以外の自治体の出先機関（税務事務所や土木、農林事務所等）の職員が、少しでも応援できるようにと「保健所への応援派遣について」を発出し、特にPCR検体の医療機関での受け取りや指定試験検査機関への車での搬入業務（感染のおそれがない、遮蔽した検体の搬入搬送、自治体中央

の病院に搬送するのみの場合は直接帰宅も可能）と帰国者・接触者相談センターの実績集計・報告のためのデータ入力業務を中心に援助してもらえるようにする体制をとれるように準備した。

　加えて、各保健所単位で、各管内市町の保健師に協力を仰げるように、自治体本庁が各市町とで併任協定を交わして、感染が拡大する不測の事態に備え、いつでも保健所に応援してもらえるように準備、調整を図った。

　各保健所管内にある市町保健師との応援協力体制は、平素からの業務連携がモノをいい、意思疎通も図れるところだが、実際、自治体の保健所と市町の業務で連携を図るような事業はそれほど多くなく、中には頼らずに、保健所職員のみで対応したところもあったようである。

　当管内では、しっかりと応援いただき、疫学調査の業務が嵩んだときに要請して、派遣してもらうなど、大変ありがたく、非常に助かったものであった。

　本庁内では、「転ばぬ先の杖」の充実を図る一方、当管内では、疑わしい患者や他の管内での接触者の PCR 検査への対応は、それなりに数は上がったが、新規感染者の発生には、まだ、しばらくの期間が空くことになる。

第3章

国内第2波の時期、当自治体で初めて経験した
クラスター対応の教訓

　令和2年5月、6月を過ぎ、当自治体では、コロナ対策で初めての夏を迎える。

　インフルエンザの場合は夏場、湿気の多い時期には沈静し、空気の乾燥する冬場に猛威を振るって流行することから、コロナもインフルも同じような呼吸系疾患だから、夏場には治まるだろうと、個人的に大きく期待をしていたが、全くアテが外れてしまい、改めて脅威のウイルスであることを思い知らされていく。

　7月某日、筆者の管内とは異なる自治体内において、第2波となる時期（令和2年7～9月）として、本自治体では、某地域の飲食店におけるクラスター発生を経験し、対応していくことになる。

　感染力が強いといわれるウイルス、そのウイルスに感染している者、又はそのウイルスを保持している者が、知らず知らずのうちに、3密状態の中でばら撒いたとしたら……、いわゆるクラスター、集団感染が起きることになるのだが、第1波から2～3カ月経過した、丁度、気が抜ける、忘れかけるような、この暑い時期にやって来る、つくづく、始末の悪いウイルスであった。

　結果的な話として無責任に記載するが、本自治体の第2波は、令和2年7月中旬から9月上旬までの約50日程度で、発生者数は、約150人であった。14日間の入院隔離ではあるが、途中で退院基準の見直しが行われ、平均入院日数も12日を下回るなど、感染症指定医療機関のみならず、軽症者や無症状者の入院協力を事前に得られていた医療機関の協力もあって、入院病床が足りなくなるようなこともなく、

無事、小さな嵐は通過していったのだった。

　感染者の約150人は一つの保健所で100人強を数えた。次回の第3波に備える課題として、当該保健所の感想として、9月末の担当者会議で次の発言があった。

➤経験してみて、初めて見えてくることも多かった
　▪通常発生時とクラスター発生時では、対応が全く異なると実感した。
　▪**クラスター発生は、正に「災害対応」となる。**
　▪第3波に向け、所内や市町との協力体制を整えていく必要がある。
　▪検体搬送は感染症担当課を介さずに（事務）次長が調整した。
　▪患者搬送は（技術）次長が状況を聞きながら調整するなど、役割分担を施し、感染症担当課は患者対応に集中できた。
　▪保健師以外で対応できる面は所内で対応してもらうなど、協力が得られた。

「クラスターの発生は正に『災害対応』」というのは、同時多発テロのごとく、多くの患者が一度に発生する事態が起きるため、慣れていない状況では、保健所はパニック状態に陥る。
　保健所の職員数や医療資源が限られていることもあり、加勢してくれる職員は当然欲しいが、単純に別組織から、人だけを寄越せばそれでいい、というものではない。
　保健所の感染症担当課としては、状況を把握して、即戦力で、動ける人を望んでいる。
　手伝っていただけるのであれば、「ここまでが終了」と言えるところまで単独で動いていただく（保健師他、担当人数が少ない保健所ほど、応援職員に求められるハードルは高くなる……）。

目の前の患者を捌いていくための作業について解説していくと、

- 陽性と診断された患者は、第2波では、「すべて医療機関での入院療養」となるので、自治体の試験検査機関に検体を搬入して陽性判定が出たものに連絡し、本庁と調整しながら、患者一人ひとりの入院先を決めていく、家族であれば極力、同じ医療機関へ入院できるように配慮しつつ調整していく。
- 入院先が決定すれば、搬送担当職員が入院先の医療機関で指定された受け入れ時間に搬送できるように調整し、本人を迎えに行き、入院先の医療機関へと搬送する（補助1名同乗）。
- 搬送後は、保健所に戻って、搬送車を消毒する。
- 消毒にはPPE防護服ガウンや手袋を着用して患者が座ったところや触りそうな取っ手などをアルコールで拭く作業を行う。
- 消毒に使用した器材等は、感染性廃棄物として、二重のビニールに押し込み、蓋つきのBOXに収納して、指定処理機関に処分を委託して受け渡すまでは鍵付きの一室に保管しておく。

……搬送担当者はこの一連の作業（搬送して、消毒して、感染性廃棄物を保管するまで）を完結させるように対応することになる。

同じように、疑似症患者や濃厚接触者から採取した検体（鼻咽頭ぬぐい液、唾液等）の自治体試験検査機関への搬送を依頼される職員も、搬送帰還後は、搬送に使用したクーラーボックスの内壁、採取した検体を封入する試験管を収めた一次容器と使用した緩衝材、一次容器を収めた二次容器について、手袋を着用し、アルコールで拭く消毒作業を行い、消毒に使用した手袋や器材は感染性廃棄物として処理し、クーラーボックス等は次の搬送に直ぐに使用できるように準備をしておくまでの一連の作業を完結できるように対応する。

間違っても、「行ってきたぞー、この後、どうするの？」など、事

務作業や電話対応をしている保健師や感染症担当課職員に聞こうものなら、当然、大顰蹙をかう。

　つまりは、加勢で動く場合にも、個々で予めの調整や準備が求められることになり、保健師や感染症担当課の職員の手を止めるようなことは、極力避けるように、その他、周りの職員が気遣える体制が望まれるのであった。
　その音頭をとれるのは組織の中では、医師ではない所属長か、次の次長か、次の次の課長か、上の立場で物申せる人となってくる。
　但し、私見になるが、音頭をとれるようになるためには、現在の当保健所の患者の発生に応じた、組織全体の動き、一連の流れを説明できるなど、現場の状況を理解、把握できている必要がある。
　公衆衛生上の見方、地域における患者の増え方、地域における医療資源、その最大限に活用する手法を考慮する等、医師である所長と協議しながら職員をどのように動かせるか、マネジメントをできるか、ということになる。
　頭では、「こうあるべき」と考えても、患者の（電話）対応が可能な職員の頭数が少なければ、一患者の対応事例に関わらざるを得ないことも当然出てくる。
　管理職という立場でありながら、一事象にとらわれすぎ、いわゆる「木を見て森を見ず」と流されてしまうことも少なくなく、全体の動きがわからなくなり、途方に暮れそうな場面に何度も見舞われてしまった。
（「非常時に動かない、動けない上司ほど、組織の中で情けなく、みじめになるものはない」というところの事例も、後から記載していく）

　第2波のクラスターを体験している保健所の立場で、第3波以降に備えられるようにと発言された内容は、現在の第7波から振り返れば、全国、全保健所の職員の方々には大きく頷けたものと思われる。

その他、第2波の別次元の課題として、本庁から、各医療圏域で、クラスター発生時の検査体制を踏まえて、地元の市町が中心となって、帰国者・接触者外来以外でもコロナ検体の採取を行える、「地域の外来検査センター」を、運営できるように、設置の調整を図るよう指示が入った。

　結果的に、筆者の勤務する保健所の管内では、1市3町で一つ、架橋を渡る1町で一つ、計二つの「地域外来検査センター」が立ち上がった。

　ただ、役割的には、地元の個々の医療機関で検査や検体採取が困難な患者を受け入れられる検査センターとして、疑わしい患者の予約受け付けを市（町）の健康増進担当部局が賄い、市が確保した検査場所（検査センター）に地元医師会の先生方が輪番で、指定する時間帯に出向き、ドライブスルー方式で簡易キット検査、必要に応じて PCR 検査用の検体採取ができるように対処、調整していくものとなった。

　PCR 検査も自治体試験検査機関に依頼をせず、民間の検査会社が検体の回収、検査を担い、陽性確認時には市（町）の担当を通じて、保健所に連絡が入り、検体を採取した医師から発生届の提出を受けるという、新規発生患者の受け入れ体制が一つ加わったに過ぎなかった。

　ただ、この場合、保健所（と本庁）は入院の調整のみを行う役割分担となることで、この体制が主流となれば、保健所の業務が軽減されることにつながっていく。

　一応「地域外来検査センター」の立ち上げには関わったが、当該センターについて、保健所としては、もう少し、機能面として、クラスターが発生した場合に独立して動けるところまで、踏み込ませておき

たかったが、まだ、筆者の保健所管内では、患者が一人も発生していなかったため、「クラスター時の対応協力」まで話を発展させられるものではなかった。

　また、市町の健康増進部局自らが、当医療圏域で今後の新規患者の大量発生を見越して、「もし、クラスターが発生したら、その患者周辺の対象者名簿は全て市（町）に回してくれ、対象者（接触者や濃厚接触者）の検査（検体採取）は市（町）側で地元医師会と調整して、この検査センターで全部やるようにするから、後は、任せてもらいたい！」と、保健所サイドとして都合よく言ってほしかったが、もちろん、その境地には程遠かった。

　当該検査センターは、地域の各医院で、それぞれのかかりつけ医が患者受け入れの時間帯を分け、事前電話で感染対策の準備等を施せることが恒常化するにつれ、検体採取のみを別に依頼する必要がなくなっていくことから、活用の対象者は月日の経過とともに減っていった。

　第2波の教訓で、さらに自治体では、増大した新型コロナウイルス感染症患者の管理手法を大幅に改良し、保健所業務の効率化・負担軽減を図れるように「新型コロナ感染症に係る患者等管理用の台帳（データベース）」を導入した。台帳には関係文書の自動作成機能を付与し、定型事務及び習熟に要する時間を少なくし、感染症業務に全く従事しない事務職等であっても、即、事務補助が可能となる優れものだった。

「この台帳には関係文書の自動作成機能を付与し……」保健所職員としては、何よりもこの機能が一番助かるところだった。

　実は、この「文書」、例えば、保健所が感染者に対して、「外に出な

いでください」等の感染患者を拘束する権限があることについて、改めて読者の方々に作業行程等を解説していくと、次のようになる。

　まず、導入部として、新型コロナウイルス感染症は、「感染症の予防及び感染症の患者に対する医療に関する法律」（感染症法）上の分類で、「２類相当」に該当するため、行政上、保健所は、患者に対する取り扱い等、強い管理、「人を拘束する」ということになる。世間は電子書面、ペーパーレス化の風潮でも、こと感染者には、患者一人ひとりに対し、すべて「文書」によるペーパー書面対応を行う必要がある。

　医療機関側には、患者を新型コロナウイルス感染症と診断した場合、感染症法上、保健所への報告が義務付けられている。この報告が「新型コロナウイルス感染症発生届」である。

　医師が（疑似症を含む）診断をした、診断の根拠が記載された書面となる「新型コロナウイルス感染症発生届」の提出を保健所が受理するところから一連の管理が始まる。

　この届出は、ぶっちゃけ、保健所がこれから、当該患者を把握して、管理していくために受け取る、診断医師からの通行手形、と思っていただきたい。

　疑似症の発生届の場合は、保健所で、というよりも、都道府県の行政検査により確定させていく必要があり、その場合には、まずは、発生届の対象者から検査のための検体採取をすることになる。

　ここで、業務上、煩雑化するのは、検査をすること自体、すべて対象者に「協力を乞う」ための文書から作成していかなければならないことである。もちろん、電話で、「ちょっと保健所までお越しくださ

い」と連絡して口頭で伝えてはいるが、それだけでは済まされない。

　私どもの行政手続きの流れに沿って、検査を実施する場合には、対象者の氏名、住所、生年月日、検査実施日時、検査場所を明確にし、保健所長が対象者個人宛に「調査の実施」として『公文書』を作成する、という流れになる。
（もちろん、所長名で担当者が作成するのであり、所長自らがその事務をしているわけではない）

　コロナについてはPCR検査（遺伝子を増幅させて、ウイルスの型を同定、確認する検査）が主流となるが、新型コロナウイルスと同定できたら、「陽性」と確定することとなり、今となっては懐かしいが、感染者がまだまだ少なかった頃の第4波までは、「陽性」者は全員、入院または宿泊療養（ホテル療養）だった。軽症、無症状者は宿泊療養、中等症以上は入院させて患者を拘束しなければならなかった（第6波からは、殆ど自宅療養が主流）。

　入院、宿泊させるためには、対象者一人ひとりに対し、感染症法に基づき、「就業制限の実施」、「応急入院の勧告」、「消毒等の実施」、「感染を防止するための協力」に関するそれぞれ公文書を作成し、手交または郵送する。

　就業制限は発症日から14日間〈当初〉（症状によっては延長）仕事に従事しないように行動に制限がかかる旨を文書で伝える。
　応急入院は、新型コロナウイルス陽性者として、確定した時点で、早急に、感染症指定医療機関に入院、隔離を行う必要がある旨を文書で伝える。
　消毒等の実施では、感染者の発生に伴う病原体に汚染された疑いのある場所や物件に消毒等の対応をお願いする旨を文書で伝える。

「応急入院」とは取り急ぎ入院措置を図るためのものであり、これも法に基づき72時間（3日間）の拘束、それ以上に入院が延長になる場合は、基本的人権の尊重の下、それ以上の期間を拘束させることが妥当なのかどうかを感染症審査協議会にかけて、妥当であれば、入院延長OKとなり、「本入院の実施」として、さらに、公文書追加で手交または郵送することになる。

　コロナは発症日から14日間の療養として決められている状況なのだから、延長審査など必要ない、と思われるのはごもっともであるが、感染症法上の処理で必要不可欠なものである。

　ただ、筆者としては、持論であるが、この法律は当該コロナのような感染症を対象としているようなものではなく、エボラ出血熱、赤痢、コレラ、マラリア、天然痘をはじめとする、よく耳にするような、怖い、殆ど発生しないような感染症が発生した場合に、支障なく対応できるように制定されているものと理解していた。

　はっきり言って、患者の管理を必要とするような感染症は、もともと滅多に発生しないことが前提であって、奇しくも発生した場合に、非日常的に必要となる対応を規定しているものであり、この法律に、「パンデミック」となるような、莫大な数の患者が発生する新型コロナウイルス感染症を「2類相当」として当てはめて、全患者に公文書で対応させていくこと自体に相当無理がある—、法律を変えろ—、なんとかしろ—、と個人的に大声で叫びたかった。

　もちろん、感染症審査協議会も法律に当てはめ、たとえ形式的な処理になるにしても、対象者全員入院延長ということに「異議なし、支障なし」と構成委員に意見を確認し、書類を整えて、手続き上、支障なく対応してきている。

　話を戻し、さらに無理難題が続くが、本入院をさせたら、それで終わり、ではなく、今度は、患者の拘束を解いていくために、発症日から14日間の管理静養後には、入院先と協議し、患者に支障がなければ、「退院について」、「就業制限の解除について」、の公文書を作成し、本人に対し、手交または郵送による通知をして、ようやく、一人の患者に対し、対応を終えることができるのである。

　患者一人に対し、これだけの管理を強いられ、行政の手続き、行政処理のコンプライアンスを重んじ、公文書を作成し、審査する委員（第三者：他の医療機関の医師、弁護士等で構成）に打診して対応していくわけである。

　当自治体が導入した、Excel の台帳の管理が可能となり、患者の情報を入力して、それぞれの公文書をプリントアウトできるようにプログラムを組まれていることは、大変心強いアイテムとなった。

　ただ、全書面に所長印を押印して、封筒にタックシールを貼り付けて当該文書を発送するという担当者の手を介する作業はしっかりと残っている。

　患者の発生時には、積極的疫学調査も実施し、その場合も当該患者のみではなく、そのバックにどれだけ潜んでいるかの過酷な調査も行われていることは、既知の説明のとおりである。

　文書の作成に限って言えば、機械的な処理、単純に作成するだけではあるが、感染症担当課の職員のみでは、やはり、作業量は嵩み、それも、1日に数十人（第7波では数百人）の処理を、患者が発生する人数分の作成を強いられ、患者の発生がなくなるまで、対応し続けなければならないのである。

保健所の業務は、当然ながら「新型コロナウイルス感染症」対応のみではない。あくまでも保健所にとって、コロナ業務は、本来は存在していない業務、降って湧いた、通りすがりの業務、序での業務、＋αの業務としかならない位置づけである、ということもわかっていただきたい。

　この新型コロナ対応業務を滞りなく遂行するには、通常の業務が殆どできない。特に感染症担当課では、結核患者、感染症の定点医療機関でのサーベイランス、統合失調症患者等の通報対応、希少疾病の難病患者や小児慢性疾患の指定……これらの対象者には絶対に対処しなければならず、同時に業務を捌いていかなければならない。しかも、これは感染症担当課だけの話であって、少ない担当職員で大量に発生するコロナ患者を捌くためには、他の保健所職員、生活環境関連の食品、薬事、環境、廃棄物担当の職員、さらには総務の職員まで総動員で対応しなければ前に進めない、それでも悲鳴を上げたくなるような状況が続いているときは、本庁の総務部局に保健所の BCP（Business Continuity Plan）事業継続計画を検討させる（計画を考える暇すら保健所にはない）ところまで行くのか？　と真剣に考えた時期もあった。

　一応、「新興感染症」を所管する担当課、感染症の担当課が、まずは調査や、対応をしていくことになるが、原因ウイルスが既に「新型コロナウイルス：2019-nCoV」と確定しており、未知のウイルスであったとしても、「正体不明」「全くの未知」という位置づけにはならず、当初からの「危機管理の対応」には当てはまってこないものであった。

　有識者の一部には「災害」もしくは「災害の兆候」と捉えて行動すべきと発言された者もいるが、単純に、先行きの動向が予測できなくても、対処としては「感染症対策を図るのみ」、と片付けられてしまう。
　これまでの新型インフルエンザのように、たとえ患者が一次的に莫

大に増えたとしても、一定の蔓延期を過ぎれば、免疫もできてくることで、この類いの感染症は、ほどなく収束する構図を描けるものであると、有識者のみならず、上層部の誰もが考えていたものと思う。

　しかし、当コロナは、筆者の器の範疇でしか語れないが、本当に一筋縄ではいかないウイルスで、およそ予測できない形で患者が発生していく、とことん終わりが来ない、収束する構図が描けない、得体の知れない、だからこそ長期の災害なんだ！　と強く申し上げたい。

　得体の知れない災害、と言いたくなるような事例として、私見で恐縮だが、通常、一度、ウイルス等に感染すると、人体は当該ウイルス等を認識して、抗体ができ、次に同じ抗原となるウイルスが来た場合、抗原抗体反応により、いわゆる免疫系統が作動し、当抗原のウイルスを排除できるしくみができ上がるものである。
　ただ、抗体が活躍できる期間が人の個体差やウイルスそのものによっても異なってきたり、また、コロナの変異株、株が違っていれば、新たに感染、発症するケースも納得もできるが、同じ患者で同じと思われるウイルス株で複数回の感染をしている患者例がいくつかあったのだった（陽性者の再燃と思われる患者が重なったのかもしれない）。

　残念ながら再現性を見るためには、一保健所のデータでは少なすぎるし、また、すべての対象患者のウイルスについてゲノム解析（遺伝子によるウイルス株の同定）を自治体試験検査機関に依頼して、複数回の各感染時のウイルス株の型を探っていくことは、時間的にも予算的にも到底無理な話である。

　わずか数カ月の間で複数回の感染、患者の抗体価を保てる時間が、感染者の個体差にも原因があるのか、それらの患者の感染した新型コロナウイルス自体、抗体価を得にくい、違う亜種？　だったのか、実は、新型コロナとして PCR 陽性と判定されたものでも、それは新型

コロナではなく、いわゆる従来の風邪コロナの遺伝子を広く認識して拾ってしまったのか、医療機関で使用する分析機器の個体差で陽性判定され、複数回の新型コロナウイルス感染、罹患、判定そのものが間違っていたのか、推定だけの議論（自問自答）になり、どんどん無間地獄に落ちていってしまったのであった（第7波）。

　いろいろと綴ってはいるが、これは、決して、学術論文ではない、筆者の単純な回想録に過ぎない位置づけとしているので、深く追及はしないし、できない。
　ただ、筆者の知識、能力の器が小さいため、恐縮ながら、それだけ、この新型コロナウイルスが、とにかく厄介な、つかみどころのない変異ウイルス、とことん対処が困難なウイルスという括りで、無理矢理まとめていくことを御容赦いただきたい。

　令和2年10月初旬、まだ当管内では、新規の新型コロナウイルス感染症患者の発生がないまま経過した。
　管内地域の医師会長から、去年から今年の年末年始（令和元年➡2年）に、発熱を訴える受診者が増大し、スタッフの少ない中で連日数十人の患者が一度に押し寄せ、相当苦慮した旨の話を受けた。
　その中で、今年度は、今、このコロナで全国が痺れ、喘いでいる時期にインフルエンザが同時期に押し寄せてくる場合を想定しなければならなくなった。
　当然、本庁でもその対応に向け、自治体内の郡市の医師会長や地域の基幹医院の方々が一堂に会し、各地域の体制の充実を図るように協議が行われた。

　昨年度との違いは、発熱患者が新型コロナウイルス感染症患者である可能性があることで、通常どおり、患者を待合室で待たせるような対応は、感染を拡大させてしまうため、できない。

　当管内では、市（町）が管理する休日夜間の診療所に地域の医師会員で輪番を組んで診療体制を整備している。全自治体的にも普遍的な体制だと思われるが、すべての医師が、輪番で同等にコロナかもしれない患者が紛れることを想定して対応するとなれば、初めから担当医師や看護スタッフ全員がPPEを着用して構える、という方法もあるが、現状の診療所、限られた医療資源の中での発熱患者の待合場所や動線を確保しながら対応することには限界もあり、侃々諤々の協議が必要となった。

　結果的に、発熱患者は診療所の外の駐車場で車の中で唾液検体を自身で採取して、車からは一切降りることなく、窓越しに採取検体をもらい、解熱剤が必要な場合には、診療所内で地域の薬剤師会員により調剤対応し、車中の患者へ持参して窓越しで受け渡す、という手法で対応することとなった（窓越しの対応はマスクとフェイスシールドの着用のみ）。
　また、発熱患者は当該休日夜間の診療所で、発熱以外の患者（腹痛や外傷等怪我など）は地域の救急指定の基幹病院が受け持つという体制とした。
　保健所職員は唾液検体を診療所に受け取りに参上し、午前の患者は午後一に、午後の患者は夕方に自治体試験検査機関に搬送し、陽性者が出た場合の入院調整を中心とする体制で対応することとした。

　患者が車から降りずに、唾液検体を自身で採取してもらうためには、駐車場をさらに広く確保する必要があり、市（町）は年末年始のみ、診療所付近の空き地を借り入れ、駐車場対応のスタッフも、管内の1市3町の自治体から毎日数人ずつ、健康増進部局のスタッフを中心に当番として参加してもらうように体制を整備していった。
　……「年末年始のお休み」？　そんなものは一切なく、対応する全スタッフは、全体の奉仕者としてただただ、粛々と頑張っていくのみであった。

第4章

国内第3波の時期、国内患者発生から約1年、B保健所管内で初患者の発生及びB保健所管内における医療従事者へのワクチン接種対応準備

令和2年11月某日、ついに、当管内での第1例目の患者が発生。

第1波が3〜5月、第2波が7〜9月に対し、第3波の発生が気がかりになるが、実質、当管内で発生がなかったことで、これまでに単発で新型コロナウイルス感染症患者の疑いのある患者の連絡を受けて、対応することはあっても、感染症担当課以外の保健所職員で補助や応援を必要とすることもなく、管内で初の患者の発生に遭遇したのである。

最初の発生例は、患者の居住地は当管内であるが、勤め先が管轄外であり、管轄外の患者の（濃厚）接触者として勤め先のある管轄の保健所でPCR検体を採取し、自治体試験検査機関に検体搬送され、PCR検査陽性と判定され、確定例となったものであった。

このような発生例は、本庁を通じて当保健所に通知が入り、初めて認知できるものとなり、初動が夜、遅くなってしまうものとなる。

21時10分、本庁の感染症担当課に所属し、複数のスタッフで構成されたコロナ対策室から、電話で通知連絡を受けた。

同時に入院、患者の受け入れ先の病院を調整していくこととなる。

保健所職員（感染症担当者）はPCR検査が陽性となる場合を想定し、検査結果の判定前に、予め検体採取時に対象者に数分〜1時間程度以内に、あとから積極的疫学調査を実施させてもらえるよう伝え、協力を得ておき、電話連絡をし、行動歴を確認している。

　ほどなく、検体採取した保健所に患者の情報をもらえるように依頼。

　21時30分、患者情報の要となる、基本情報・臨床情報調査票をPDF ファイルでもらう。

　この情報を元に、組織内での情報共有のため、所属長の他、事務次長等に連絡。

　発生者居住地の医師会長にも、患者の氏名や所在地等の個人情報を除き、年齢が何十代か、男性又は女性か、現在の症状（軽症か重症か等）、感染経路、感染拡大の可能性を伝える。

　その他、当管内では、患者が発生した居住地を管轄する消防署にも連絡をしなければならない体制となっている。

　数名で手分けして電話連絡をするが、筆者は主に医師会長と消防に連絡を行っていた。

　入院調整は、患者の基礎疾患等のリスクに応じ、「受け入れ協力可能」としている医療機関に依頼していくのだが、それでも断られる場合がある。例えば、小児の重篤患者、妊婦で出産が間近の患者、バイタルの血中酸素飽和度 SpO_2 が著しく低い後期高齢者の患者など、自身の医療機関で始めから処置対応が困難となる場合（受け入れられない場合）の患者例を予め本庁に示している例である。

　患者の状況に応じ、対応可能となるよう受け入れられる医療機関を本庁で一元化して調整を図っているのである。

　管内の第1号患者は、後期高齢者でもなく、妊婦でもなく、SpO_2 も95％以上ある軽症者であったので、自治体内の発生者が少ない段階であれば、患者の負担を極力軽減できるよう、最も近くの協力病院に受け入れてもらえるように調整する（だろう）流れとなる。

　この流れに沿って、入院調整ができたところで、22時00分、保健師から、いよいよ患者に、PCR 検査陽性の通告、翌日○○病院に入院となることを伝え、かなり遅い時刻ではあるが、再度、疫学調査を

行い、改めて、発症日の2日前の行動歴を確認し、濃厚接触者がどれ
ぐらい存在するかを聞き出していくことになる。

　感染者は症状から感染の心構えができていたとしても、「陽性」の
通告には気が動転し、電話越しに明らかに取り乱している状況が伝
わってくることもある。この患者さんも言葉を失うような沈黙がある
など、消沈の雰囲気が漂ったとも聞いている。

　ところが、対応した保健師は流石である。気丈に接する場合もあれ
ば優しく包み込んで説得する場合もあるなど様々であるが、患者の様
子に合わせて、状況を見極めながら説明していく様は、とっさの説得
力も伝わってくるなど、やはり、簡単にはマネができない。

〈対応を活字にしたらこんな感じになると思う〉
➤「陽性」を伝えた後の対応
　驚かれたと思いますが、今は、○○さんには、まずは、入院しても
らって、しっかり静養してもらわないといけないし、後は、○○さん
の身近な人に感染させてはいけないし、あなたから、いろいろな人に
感染させてしまったって言ったら、あなた自身も悲しいでしょ？

　ところで、○○さん、今、熱とか、呼吸とか症状の方は、大丈夫で
すか？（なんとか……）

　このコロナ感染が怖いのは症状が出る2日前から、しゃべったり、
一緒に食事したりすることで、知らず知らずにどんどんウイルスを出
してしまい、知らず知らずのうちに感染させてしまうこと。

　感染させるのも、もらってしまうのも、誰が悪いとかも言えない、
不可抗力なので、不慮の交通事故に遭ってしまったと思われ、もう割
り切っていただくしかないです。入院してしっかりと治しましょう。

➤発症の2日前の行動歴を確認

　感染者を極力広げないように、○○さんの症状が出始めたのは、いつ?

　熱が出たのは今日? 昨日? その症状が出る、2日前からの行動、だれかと食事したり、マスクを外して話をしたりした人はいる?

　この患者は40代女性、勤め先は、接客を伴うパート勤務を含めて3カ所(も)あり、症状の詳細を聞き取ると、検体採取の4日前に38.0℃の発熱、3日前37.5℃、2日前36.8℃、昨日再度発熱38.0℃、味覚・嗅覚異常発現、本日現在36.5℃で解熱も味覚・嗅覚異常継続、その他は特に症状なし、●●の濃厚接触者として△△保健所から連絡を受け、検体採取を受ける。

　保健所長と協議し、4日前38.0℃を発症日として、その2日前、本日から6日前の行動を思い出してもらうように再度、聞き取り調査を実施していくこととなる。

　勤め先3カ所、A、B、Cの職場へは、ともに発症日まで勤務、さらに、3日前(発症から1日目)に美容院に行き、美容師2名とマスク無しで会話。2日前(発症から2日目)知人と外食(1名)、昨日(発症3日目)は自宅で静養(接触者なし)、発症日の2日前の行動は、勤め先3カ所から一緒に業務をした7名、合計10名の濃厚接触者を聞き取ることができ、PCR検体を採取、10名のうち、半数以上は、居住地が管外であったため、所管している保健所に疫学調査や検体採取を依頼していくこととなる。

　管内の濃厚接触者(10名中半数以下)から新たにPCR検査を実施したが、新型コロナウイルス感染症患者の発生はなかった。

　一応、管内の当該第1例目の患者については、管内における患者の

拡大もなく、感染症を担当するスタッフ一同、安心したところだった。その後、管内で次の感染者の発生まで、また1カ月近く空くことになる。

　新型コロナウイルス感染症患者数の管理は保健所毎に全患者を把握し、本庁のコロナ対策室が自治体全域で発生した全患者数を取りまとめて把握し、毎日、厚生労働省に報告をしている。

　また、自治体内患者の発生状況は毎日、広報の担当課が公表用の原稿を作成し、記者配布していく体制をとっている。
　管内第1号で発生する患者については、本自治体単位では既に数百人以上を数えているが、当然各市町単位では第1号となるため、該当の市長や町長、市議会、町議会では特別に関心が高くなり、もちろん、市町の健康増進担当部局では神経を尖らせることになる。
　裏を返せば「可能な限り、感染者の個人情報を教えてほしい」ということにほかならない。

　患者の発生がそれほど多くない時期であれば、発生者が特定されてしまうと、いわゆる差別偏見や風評被害の的になり、患者に精神的な苦痛を与えてしまう。
　保健所から地域の市町に伝えることが可能な情報、地域での感染防止に必要な情報を取捨選択して市町の担当部局に伝えていかなければならない場合、個人が特定されてしまうおそれもあり、悩む場合が多々あった。
　例えば、特殊な例にもなるが、管外管内を問わず、地元の都道府県市町の議会議員が濃厚接触者に当たっているとか、担当部局のトップの血縁者が患者や濃厚接触者に該当している場合があるなど、いずれは周囲の状況から伝わっていくと思うが、関係者として、いち早く情報が求められる、というのは、わからなくもなかった。

　ある程度の時期が過ぎて、岸田総理大臣をはじめ、他自治体の知事
や市長が感染を公表することが通常になった現在は、「誰もが感染す
る」風潮となり、おかしな偏見や差別的な風評被害は、もう存在しな
いものと思っているが、令和２年度内は相当気を使ったものだった。

　自治体では、個人情報は当然、公表はできないし、積極的疫学調査
で知り得る情報は、超取扱注意以外の何ものでもなく、担当職員は電
子媒体入力後の紙媒体は原本を除き、メモ書きも含め、即シュレッ
ダーにかけるなど、細心の注意を払っているものである。

　国や都道府県が公表する内容は、主に感染者数と死亡者数が中心と
なっている。
　公衆衛生上、国民（住民）に、新型コロナウイルスの新規の感染者
数を伝えることは、都道府県と全国の新規感染者等を比較できること
で、各都道府県単位で感染の広がり具合を確認でき、各個人単位の感
染対策に繋がっていく情報と思っている。
　都道府県・市・町の単位での新規感染者数についても、国と都道府
県の比較と同じように、各自治体全体と各市町単位で比較し、各個人
の限定した地域単位での新規患者の発生者数を知ることで、地域にお
ける感染防止への行動や意識を高める情報になると理解している。

　都道府県と市町との間では、前述のように、市町に対し、個人情報
は、もちろん伝えることはできないが、地域の感染対策を図るために
小中高校である場合は、市町の教育委員会の長や同健康増進担当部局
の課長には学校名を伝え、市町の自治体の中で一律に感染対策への注
意喚起を呼びかけたりし、感染拡大を防ぐように依頼することもあ
る。
　学校名の公表も積極的に行わないが、感染者が拡大しつつあるとき
には、学校・学年・学級閉鎖を行うようになる。その判断はあくまで
も個々組織の長、学校長に委ねられる。

保健所長が命令して実施させるものでは決してない。

感染症法は、あくまでも感染者、「個人」への制限をお願いする、というものである。

感染者として診断された個々の患者の管理、発生患者からの疫学調査を通じ、地域での感染拡大の防止策を図り、遂行することに尽きる。さらに、筆者個人の意見であるが、拘束する就業制限も「強いお願い」であって、日本人ならではの「モラル意識」に大きく委ねられるものと考えている。

これまでに、民間の会社等も広く含めて、「保健所長権限で組織を止めてくれ」的な、極めて多大なる責任を押し付けてくる組織の長も少なからず存在した。

職場等で、「保健所長が閉鎖しろって言っている、仕方ない、閉鎖だ！」と組織傘下に伝えたいのだろう。……保健所はそんなことを言える立場にはなっていない。縦を横にするような対応はできない、ということを、どうか、わかっていただきたい。

一例目の患者対応の小さな嵐が過ぎ去り、他への感染拡大もなく、感染症の担当課だけで回ったことで、保健所の組織として別のスタッフに「あの程度のもの？」と思われてもいけないところで、隣の保健所（A保健所）の圏域で飲食店のクラスター事例が発生した。

一応、自治体本庁では、対応可能な他の保健所の保健師に応援派遣の依頼を出すなどし、当然、当保健所にも依頼文書が届く。

組織の事務次長が「あー、派遣かー、大変だなー、出そうかー」と二つ返事的に、単純に派遣に応じるという流れができていた。

しかし、今だから言えるが、当初は「コロナは感染症の担当課の仕事」と決めつけられていた流れにあった。どうしても、専門性からそ

の流れになるのは仕方のないことかもしれないが、即「災害、組織の
危機管理対応」と捉えてくれ！　ということも難しかったのだろう。

　いつ、自分たちのところで、クラスター、集団感染が起こっても不
思議ではないため、所内の全職員に、クラスターが起こったら如何に
大変になるかを、早いうちに伝えておく必要があり、所内会議の場を
利用し、次ページのとおり作成し、内容の詳細を説明したのだった。
　令和2年11月24日であった。
　次ページで大事なところ、特に囲ってあるところを再掲すると、

　感染症担当課職員は、医療機関調整と疫学調査で手一杯になる。
　（医師の検体採取の補助は他の保健所の保健師が対応した）
　搬送等の実働部隊は、本庁コロナ対策室、保健所内の総務、生活
環境担当課の職員が交互に対応した。

　患者発生のない保健所から搬送車両を借用し、患者1～2名を医
療機関にピストン搬送
　2名体制で対応、1名は必ず●●保健所職員が対応

　PCR検体　連日150件程度採取
　●●所長他応援医師数名　※補助に保健師をそれぞれの医師に2
名ずつ配置

　新規患者の詳細の行動歴を電話で確認
　囲い込みの範囲を考慮して調査（濃厚接触者はPCR検査の対象
となる）
　1人短くて20～30分程度聞き取り　超過酷となるので覚悟
　入院先の医療機関に伝達するための患者情報を整理　紙面で準備
　感染症法に基づく入院勧告、就業制限に関し、文書の作成と説
明、手交等

何度も記載したが、患者だけではなく、患者の行動範囲の陰にどれ
だけの濃厚接触者等が、調査対象者が控えているか、その人数分の対

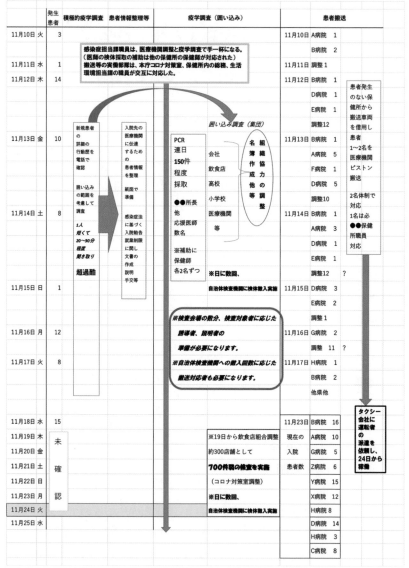

隣のＡ保健所の現状（11 月 24 日現在）

応が必要になる、ということをイヤになる程唱えたのだった。

　A保健所では、クラスターの発生は、当然はじめての対応であり、夏の第2波の時に、ポッポツと発生した患者の対応は行ったものの、やはり、その比ではなかった。

　新型コロナウイルスの変異株は、感染力が増強したのか、気が付けば、同時多発テロの如く、あちらこちらの医療機関から何件もの疑似症患者の発生届が舞い込んでくる。第2波の時とは、患者の増え方の速さが全く違うことを目の当たりにしたと聞いている。

　図の右側に搬送先の医療機関と何人入院したかを書いているが、中に「調整●人」とあるのは、その日に入院先が決まらず、あくる日に持ち込んだ「調整」という意味で、前日まで自宅待機させていた人数である。

　「もし、今日にでも当管内でクラスターが発生したら……」、筆者の保健所の所内会議で力説をしたものの、どうしても「対岸の火事」のイメージを崩せるまでには、職員全員には届かない雰囲気であった。

　このA保健所の対応のその後の経過状況として、11月19日から21日の3日間で行われた700名弱の PCR 検査で陽性者数は10名以下であった。感染患者全員を入院、疫学調査での囲い込みの充実、濃厚接触者や接触者の PCR 検査の母数は増えるが、検査をすることで、対象者に対し、行動に制限をかけていくことができるから、感染者がさらに増えていくことはなく、11月25日以降は、日に日に少なくなっていったと聞いている。

　A保健所長は、このクラスター発生については、

- 今回の感染拡大は、一部の店舗に限定されており、地域全体に蔓延している状況ではない
- 主な感染拡大の要因は
  ①従業員同士や客における店舗間の往来
  ②マスク着用等の感染予防対策が徹底されない中でのイベント等の開催
  以上二つ

と総括していた。

その頃、国内の累計では133,939人　死者2,000人
　　　　本自治体内　　　　　　367人　死者　2人
　　　　療養中（入院96人、宿泊23人）

全国と比較した場合、まだまだ、本自治体は少ない状況であった。

　A保健所では、自治体試験検査機関へのPCR検体搬送、検査の依頼から結果判明までの時間がかかるため、翌月からA保健所にPCR検査機器と同等な検査精度となる、自動遺伝子検査装置を設置し、新型コロナウイルス陽性か陰性かの急な判断としても精度がよく、特にクラスター発生時などに保健所長が短時間で診断可能となる体制を整備した。
　自治体内全保健所のうち、4カ所の保健所にそれぞれ1台ずつ整備されたのであった。
　筆者の勤めている保健所は、その4カ所には入っていなかったが、令和3年8月に同じ機種が設置される運びとなる。

　筆者の勤務する保健所では、令和3年5月まで、クラスターの発生がないまま過ぎていったのであった。隣の保健所発生時より半年後と

いうことになる。

　筆者の勤務する保健所では、第1例目が令和2年11月中旬、第2例目、3例目が令和2年12月下旬、第4例目、5例目が令和3年1月初旬に、ポツリ、ポツリと発生していくのだった。

　内容的には、一例一例、それなりにドラマがあるが、公表に際しての対応を紹介すると、公衆衛生上の感染拡大防止のために地域の住民が参考になるような情報を公表することを前述したが、個々の患者の個人情報に触れない内容としている。

　項目は患者の、年代・性別・居住地・職業・現在の症状・主な行動歴等を伝える。

☑ 公表の例

①第●×7例目
　　年代・性別：40歳代・男性　　　居住地：●●市　　　職業：自営業
　　現在の症状：咳〔軽症〕発症日◆/3
　　主な行動歴等：△/27　第216例目の店を利用　　◆/3　咳、鼻汁
　　◆/4　PCR検査　陽性確定　自治体内医療機関に入院済
②第●×8例目……
　　①と同様の確認項目を綴っていく。

　なお、公表前には、保健所の感染症担当課の職員が、公表内容について、被公表者一人ひとりに対し、「この内容で公表して差し支えないか」と電話で確認・了承の上、自治体本庁に支障ない旨を伝えてから公表していく流れとなる（患者の増加に伴い、随時、公表内容は見直されていく）。

　職業は、会社員、自営業、会社従業員、会社役員等を被公表者が自身で話された職業を本人了承の上で公表するようにしている。

次に、公表された臨床例のうち、対応例で苦慮したものの紹介を加える。

☑ **令和3年1月上旬の某日**

当保健所管内にある、福祉施設の職員がPCR陽性になり確定例となった患者Aの家族3人（両親と姉）に感染させた事例である。

父親（70代男性）の入院調整時、熱37度8分。母親（70代女性）無症状。姉（40代女性）無症状。父親と母親は本日中に入院した方がよいと保健所長と協議、しかし天候等雪で患者の搬送調整が困難、しかも自治体全体では患者の発生が多発状況にあり、入院調整も苦戦……。

本日中の入院であれば、当保健所からかなり遠方（山越え）の病院搬送となり、雪で困難（結局本日中は無理となった）。明日であれば、別の医療機関への入院が可能であった。

保健所長は、患者の年齢と在宅待機させた場合の万が一の重症化を考慮し、一晩の約束として、管内にある協力医療機関での入院を承諾してもらい、夜までに患者を搬送し終え、安心したところだった。

ただし、言い訳になるが、まだ、保健所対応が不慣れな状態にあったこともあり、搬送時の患者バイタル、血中酸素飽和度SpO_2の測定をしていなかった。

管内の協力医療機関に到着し、SpO_2を測定すると、正常であれば95％以上となるが、症状ありの父親は88％で酸素吸入を早急に必要とする重症者、母親も92％で酸素を必要とする中等症以上だったと確認され、「うちでは診られない、中等症以上は診られないので、今すぐ転院調整を図られたい」旨の連絡を受けたのであった（時刻は18時過ぎとなっていた）。

病院側としては軽症者の入院管理が中心で、患者の急変を伴う場合

には処置が困難になるため、万が一を考慮し、時間的に、転院可能と考え、「転院調整」と主張したのだろう。

保健所で唖然としている暇は無く、大急ぎで、本庁コロナ室に連絡し、転院先の調整を依頼する。
➡本庁コロナ室の調整で、自治体中央の病院で父親の転院受け入れが了承された（片道1時間強かかる）。重症者（父親）の転院が先（18:30頃）、その後70代女性（母親）の転院調整を図ることとした。

管内の消防署に患者搬送相談・連絡、感染症対策のPPEを着用しての準備を要請➡承諾へ。

当保健所としては、母親だけは管内の協力医療機関でなんとか診てもらえるように、本庁側からも依頼、調整の相談をしたが、やはり母親も中等症以上なので断られてしまう。
本庁コロナ室は母親も自治体中央の病院で入院ができないかを調整➡自治体中央の病院で母親の受け入れの調整可能へ（19:20頃）。
★消防署から、救急車1台を■■町に置いているので、そこから回すことになるので遅くなるがよいか（➡自治体中央の病院に了解を受け、良い旨回答）。

両親の入院調整が終わり、安心していると、さらに消防から悲しい知らせが入る。
★2台目の救急搬送を調整途中に、（消防本部の規則で？）同じ地区地域から救急車を圏域外に同時に2台出すことはできない。2人を1台で搬送できないか（と消防から急遽入電、提案）。
2人の同時搬送となるので、1人は座る状態で搬送するようにできないか？　との提案を受ける。
（消防➡当管内保健所➡本庁コロナ室➡自治体中央の病院）〈伝言して調整〉

本庁コロナ室は「２人同時の搬送？」と、入院調整も遂行中の段階
だった状況で、困惑した。さらに、自治体中央の病院の担当医師が
「座れる状態であれば重症ではない、あくる日まで待てるはずだ、ど
ういうことだ？（怒）」と言われる。
（自治体中央の病院➡本庁コロナ室➡当管内保健所）〈伝言で返答〉

　管内の協力医療機関は２人の患者を早急に転院させたい、極力早い
搬送、転院を希望。
　自治体中央の病院は、本庁が重症ではない患者を押し付けようとし
ている。受け入れ困惑、明日ではダメか？
　消防救急車は２台同時に管外搬送が不可、同時搬送できない場合
は、最悪２往復の搬送となり、莫大な時間を要する。

　最悪の構図となっていた。
　保健所も本庁コロナ室も調整が半限界状態となっていた。

●反省面として、管内の協力医療機関には今後、保健所側での血中
　酸素飽和度 SpO_2 の把握必須、軽症、無症状の患者以外の依頼しか
　（絶対に）行えない。
●患者を搬送する時、重症・軽症にかかわらず SpO_2 測定必須の徹底
　へ（保健所搬送車使用時）。
　（患者の急変が予知できない、SpO_2 が低ければ、始めから重症者対
　応病院に要調整へ）

★消防署から、救急車は、当地域の影響を考慮し、２回の時間差での
　搬送としたいと提案。
➡19:30過ぎに１便、20:30に２便とする場合、搬送は待てる状況
　か？（消防➡管内保健所）
　（管内保健所➡管内協力医療機関へと確認）
　本日転院が可能であれば、「待てる」とされた（➡管内保健所➡消

防へと伝達)。

　自治体中央の病院へは、「重症、緊急」ということで時間差での搬送対応と伝え、了解を得る。

　ようやく、自治体中央の病院への転院の運びとなり、患者の搬送調整が叶った。
　救急車には管内の協力医療機関の看護師が同乗し、自治体中央の病院へと出発した。

　救急車帰還後、保健所職員が消防署に出向き、救急車2台を、1台2名ずつで消毒作業を行う。2台目の救急車が消防署に帰還したときは、既に24時を回っていた。
　雪も影響し、搬送にも時間を要したのだった。
　その後、職員は保健所に戻り、自治体中央の病院への2名の患者の症状報告等書面作成等事務処理を行い、職員の解散は25時過ぎとなった。
　職員は少なく、次の日も休めず、過酷なコロナ対応は、さらに続くのであった。

　第7波を経験した強がりではないが、令和3年1月頃に当たる第3波は、まだまだ少なかった。
　当管内で第1〜3例目が出たころ、国は、欧米でワクチン接種が進められていた中、国内でも早急にワクチン接種をできるようにと準備を進めていたのだった。

　ただ、冒頭から間もなく記載したとおり、新規ワクチンの開発がこんなに早いとは思ってもいなかったため、ワクチン接種準備が始まったことへの驚嘆の方が大きかった。

さて、行政の縦割り担当、ワクチンや予防接種を担当する課は、これも保健所では感染症担当課となる。

　もっとも、実際に住民への接種となれば、市町がイニシアティブを握り、地域毎に、被接種者の漏れがないように接種計画を立て、接種を行える医療機関を調整し、ワクチンの有効期限内に接種を完了させる流れとなっていく。

　本自治体としては、管轄の市町が支障なく接種計画を遂行できるかの、半ば監督的立場になっていくことから、筆者としては、単純に、市町頑張れー！　という思いであった。

　しかし、この考えが、全く、天と地ほどに違っていて、限りなく甘かった、ということを認識させられるまで、それほどの時間はかからなかった。

　国としては、新規のワクチンを外国から輸入して、国内で順次使用していく計画で、早い時期からファイザー社等（先発先行で既に国外で製造販売承認されているワクチン製造業者）と準備、調整を進め、「医薬品、医療機器等の品質、有効性及び安全性の確保等に関する法律（薬機法）」に基づき、製造販売承認が得られるのと同時に、アメリカから空輸を開始させる動きであった。

　国の管理下で国内に輸入でき次第、医療機関へのワクチン接種を開始できるように、事前に都道府県と市町村に調整を依頼してきたのであった。

　本来ならば、国内新規の外国製のワクチンを国内での使用するためには薬機法に基づく販売承認が必要となり、流通までに相当な時間がかかるが、国としては、正に、切り札的な措置として「特例承認」の手法をとった。

　新型コロナウイルスワクチンの特例承認は、薬機法第14条の3第1項の規定に基づき、「疾病の蔓延防止等のための緊急の使用が必要」

「当該ワクチンの使用以外に適切な方法がない」「海外での販売等が既に認められている」この三つの条件が満たされていたこと、臨床試験は海外で実証済みであり、その他の承認申請資料は後から揃えるとする特例的な措置である。

　ただ、これで「使用は可能」とされたものの、1月下旬の準備段階では、国や都道府県への説明用の資料では、超低温による保存管理が必要、とはあっても、外国からの輸入となることで、ワクチン自体の配分、空輸も段階的、本自治体への量や入荷期日などの情報についての詳細はギリギリまで知らされることがなく、全く不明なままで、とことん不安であった。

　これでも、国は各都道府県に、都道府県は各保健所に対し、新型コロナウイルスワクチンは、パンデミックを収束させるための切り札とし、すぐにでも接種可能だ、と公言できるように、全国的に可能な限り説得力のある計画を、一通り公表し、国としての方針を強く伝えていきたかったのだろう。

　とはいえ、末端の保健所としては、この新型コロナワクチンは最小流通単位は195バイアル、保管温度が-75℃で、超低温保冷庫：ディープフリーザー（DF）の配備が必須となるなど、普通の冷蔵庫で管理ができるシロモノではなく、入口となる受け入れの段階から簡単ではない。

　注射用の生理食塩水で希釈しての使用となるが、希釈後は室温で6時間しか持たない。冷凍している時は安定でも、DFから取り出した途端に解凍が始まる様相で、極めて管理が難しい。

　この、コロナワクチンの接種は、正に「大勢を一気に」での取り扱いが求められ、益々、医療機関への協力依頼のハードルが高くなるのであった。

　さらに、ワクチン接種を行える医療機関に対し、都道府県を通じ

て、国が超低温管理を可能とするディープフリーザーの手配を既に計
画し、自治体の調整により、令和3年1月下旬の後半に分かったが、
当保健所管内では、殆ど間髪なく同時に、令和3年2月中に3機設置
される予定である旨の知らせを併せて受けたのであった。

　さらに、さらに加えて、医療従事者からの接種を早急に開始させ、
早く終了したところから、一般住民（高齢者から）の接種を可能とす
る、とされたことから、正に競争心を煽らせるかの如く、各都道府県
単位で新型コロナウイルスワクチン接種の準備を急がせる風潮にな
り、本自治体でも各保健所の医療圏で、より具体的な医療機関・医療
従事者への接種計画を早急に求めていく流れとなっていくのであっ
た。

　このように、国が段階的であっても、全国民に対し、16歳以上の
被接種対象者全員へのワクチン接種に向けて強力なレールを敷いたこ
とで、保健所職員の立場としては、差なく、滞らせることなく、ワク
チン接種を進めていく、そのために、まず、取っ掛かりとなる医療従
事者への円滑な接種体制の準備と整備と調整を図るという、非常に大
きな宿題をこなしていくしかなかった。

　当保健所の医療圏（1市4町）における医療従事者の接種計画につ
いて、管内市町のみで対応を進めることは、医療圏の3師会（医師
会、歯科医師会、薬剤師会）が各市町を跨るなどの理由から極めて調
整が困難で、自治体（保健所）が中心となって、調整を図るしかな
かった。

　管内1市4町で医師会が三つで構成される当医療圏域に、超低温保
冷庫：ディープフリーザー（DF）を3機配備させると前述した。
　さて、どこの医療機関に入れるか、入れていただくところには、ワ
クチンの受領、保存を含めて、他の医療従事者への接種もDFを持た

れた医療機関に依頼、実施してもらう流れとなる。

　失礼極まりない例えだが、「誰が、猫の首に鈴を付けるか……」みたいな？　という心境になったのであった。

　ありがたかったのは、市にある現在、帰国者・接触者外来で協力をいただいている医療機関の院長先生から、「前に進めるために、うちの病院でワクチン保存と接種、協力しても OK」と了解を得られたことだった。さらに、その先生から、架橋でつながる「△△町自治体の医療機関の一つで●●病院と、もう一つは残りの郡市医師会単位で◆◆医院に依頼されてはどうか」と助言をいただいたことで、調整への道筋ができ、交渉を進められることとなった。

　●●病院からは了解を得られたが、◆◆医院からは、立地的に良い位置であっても、特段スタッフ人員が他より多いわけでもなく、他の医院と比較しての好条件となる選定理由を導けず、了解を得られなかった。実際に、依頼される側の立場になれば、地域の犠牲者になる雰囲気しかなく、「鈴」は簡単に付けられるものではなかった。
　当該残りの郡市医師会単位で病院も存在はしているが、立地的に山地の高台に位置しており、地域の医療従事者を当該病院に参集させて予防接種を実施していく、ということは想像しにくかった。
　地域の医院やクリニックに、他の医療機関の医療従事者のためのワクチンの保管と接種を依頼していく、ということは非常に困難であった。

　しかし、もう一つの DF を設置する場所を今日明日にでも早急に決めなければならなかったため、郡市医師会長のいる自治体の保健センターへの配備を行うことで、本庁と当該地域自治体の健康部局の長と調整し、設置を決定していくこととなった。
　なお、協力医療機関はワクチンを接種したら「それで終わり」とは

ならない。

　ワクチンの受け入れから使用に係る出納、在庫の管理が必要になる他、被接種者●●がどの「製造番号」のワクチンを接種したか、副反応（ワクチンによる重篤な副作用）の際の管理が必要となるため、国では「V-SYS」というシステムを立ち上げ、ワクチンを取り扱う、接種を行う医療機関、関係都道府県市町村で一連にオンラインで管理ができるように同時進行で整備を進めていた。

　３カ所の DF の設置場所は決定したものの、一つは医療機関ではない自治体の保健センター、二つは医療機関、病院であるが、例えば、その医療機関に地域の３師会の開業している先生方やスタッフへの接種を捌いていただくには、あまりにも負担が大きくなるため、どうしても分散化が必要であった。

　国は、DF を配備する地域単位の医療機関を「基本型接種施設」として位置づけ、ワクチン接種を行うようになるが、一カ所集中では負担が大き過ぎるため、基本型接種施設の DF からワクチンを受領し、持ち帰ってワクチン接種をさせる、分散させて接種を行えるようにする「連携型医療機関」を募っていく流れとなる。

〈以下、本庁から本自治体全域の医療機関（病院や医院等）に発出した協力依頼文書〉

令和3年（2021年）1月29日

関係医療機関の長　様

●●都道府県健康部局の担当課長

新型コロナウイルスワクチン接種に係る「連携型接種施設」について
（依頼）

　平素から、本県新型コロナウイルス感染症対策に、格別の御理解、
御協力を賜り、厚くお礼申し上げます。
　さて、現在、本自治体では、各医療圏の郡市医師会、病院、市町等
の関係者による圏域会議を中心に、ワクチン接種準備を進めていると
ころですが、早ければ来月中旬にも開始が予想される医療従事者等の
優先接種を見据え、各医療圏における接種実施医療機関の負担の軽
減・平準化を図り、ワクチンの迅速・円滑な接種体制を実現するた
め、現在の「超低温冷凍庫」を配置する施設だけでなく、幅広い医療
機関の御参画を賜りたいと考えています。
　そこで、医療従事者等の優先接種において「連携型接種施設」とし
て接種に御協力いただく医療機関を下記のとおり照会しますので、ご
賛同の可否について、別添様式により所管保健所までご回答ください
ますようお願い申し上げます。

記

1　「連携型接種施設」について
「基本型接種施設」から2〜8℃の環境でワクチンの分配を受け、そ
の有効な期間内（超低温冷凍庫から取り出した後5日後）に、自院や
その他の医療機関の医療従事者等に対して、概ね100名以上の接種を
行う施設。

　※基本型接種施設
　「超低温冷凍庫」を設置する接種実施医療機関等。自施設や
　その他医療機関の医療従事者、地域住民について概ね1,000

人以上の接種を行うとともに、最大5,000人分のワクチンの
配送を受け、「連携型接種施設」等に分配する。
※超低温冷凍庫
今回、国が想定するファイザー社製ワクチンの保管に必要と
なる −75度の冷凍庫。

2　照会事項
「連携型接種施設」としての御協力の可否、1日あたりの接種可能
人数（別添様式）
　※今回「超低温冷凍庫」を配置予定の施設は除く。
3　回答期限
令和3年2月5日㈮12時まで
4　回答先
各管轄保健所担当者（メールにてご回答ください）
5　留意事項
　○各医療機関の「接種可能人数」の想定にあたっては、1月27日、
　　28日の圏域会議で配布した「圏域別・市町別接種対象者数の状
　　況（医療従事者等）」を踏まえ、各施設において可能な限り多く
　　の医療従事者等を接種いただくようご検討をお願いします。
　○今回の照会事項は、医療従事者等向けの優先接種の体制について
　　のものです。4月以降スタートする高齢者等地域住民の接種につ
　　いては、改めて市町を通じて確認します。

当保健所の医療圏域のうちの1市には、A、B、C、Dの四つの病
院がある。
　四つのうち二つは帰国者・接触者外来にご協力をいただき、A病院
は既にDF設置も了解されたことを紹介した。市内の残り三つB、C、
Dの病院に「連携型接種施設」の協力をお願いするしかなかった。

　ありがたいことに、三つとも連携型接種施設として協力を得られた。病院単位であれば、別の病院に全職員を移動させて接種を受けに行く体制がとりにくく、自身の病院職員の接種は自身の病院でできるというメリットもあり、接種の日にちと時間を予め調整できるのであればOKとされ、協力を得ることができた。
　三つの病院が、A病院に、その日のうちに接種できる人数の必要本数分のワクチンを受領し、後は時間配分して、被接種者に来院させて接種していくのであれば、大丈夫、と言ってもらえたのであった。

　また、架橋を渡る町自治体でも、3病院、A、B、Cのうち、AはDFを設置する基本型接種施設を担い、B、Cは、共に連携型接種施設として協力を得られ、さらに本庁コロナ室からの文書で職員数の多い医院でも数件、連携型接種施設を引き受けてもらえるようになった。

　問題は、郡市医師会単位で◆◆医院に依頼して断られ、DFを町保健センターに配備した3町についての医療従事者接種であった。
　本来であれば、大きい病院があるので、連携型接種施設としての協力をお願いしたかったが、立地場所が山地の高台にあり、病院側の受け入れに問題はなくても、他施設の医療従事者に出向かせて接種を受けるように指示するお願いがしづらくなるのであった。
　その病院では、自身の病院職員は、自身の病院で接種していただくことで対応してもらう調整となった。
　その病院は、町保健センターにワクチンを受け取りに出向くこととなる。
　そこで、保健所長や本庁コロナ室とも協議し、3町の了解が得られ、地域の歯科医師や薬局の医療従事者への接種協力が得られるのであれば、3町すべての各医院でワクチン接種を行えるようにする案を検討した。
　（国としては、連携型は概ね100名以上の接種を行う〈行える〉施設

となっていた）

　地元の医師会長と調整し、その手法で各医院の医療従事者は各医院で接種を進めることとし、地域の歯科医師会、薬剤師会の先生方をどの医院で接種してもらうかを割り振るのは、各会や保健所に任せるとして、医院毎の接種者名簿を保健所が作成、調整していくことで了承が得られた。

　ワクチンは１バイアルを希釈調製すると、５人分の分注、投与が可能であることから、名簿等も５の倍数の配分となるように計画的に作成していくことで、国から自治体を通じて指示があった。
「貴重なワクチン」と称され、余らせることなく、使い切ること、希釈調整後の余りで（５人調整時で１名分しか接種せず、４人分を廃棄するような）廃棄を出さないように、との指示だった。
　なお、注射器によっては、６人分が取れるということで、６人分取れる注射器を使用する場合は、６の倍数になるように、接種者名簿を作成していくこととなり、臨機応変の対応を求められるのであった。

　各医師会、歯科医師会と薬剤師会から接種希望者の名簿を収集し、ワクチンが基本型接種施設での保管が始まった日の翌日から接種を開始できるように、当日の体調不良で接種ができなくなる以外、廃棄することのないように接種型、連携型接種施設毎に接種者の名簿を作成する。
　冷凍から冷蔵の保存となれば、使用期限は５日間、希釈調製後は６時間以内に接種する必要があることから、例えば、月曜日の午前中に超低温冷凍庫からワクチンを取り出し、受領すれば、金曜日までに受領分を使い切ることで接種計画を立てられる。予めの調整を進めての接種者名簿の作成に集中したのだった。

　名簿は個人情報満載なので、さすがに示せないが、どのように調整、配分したかの医師会長等への説明資料を示すと、例えば、管内の

1市、●●市は次のようになった。病院名はABC、医院名はabc、歯科医院はあいう、薬局はアイウで記入している。

　数字の③等は各施設の接種希望者数を表し、例えばA病院では市内の医院の医療従事者182名の接種を依頼することを示している。
　筆者は、この図を医師会単位、郡医師会は町単位で作成し、ワクチン接種の協力を得られた該当する病院、医院に、接種者名簿とともに配布した。

　国から、いつ基本型接種施設にワクチンが届いてもいいように、準備を整えることはできたが、肝心のワクチンの配布は結局、結果的に3月以降にずれ込んだのであった。

　また、基本型接種施設には、自治体や保健所を介さずに3月上旬に届けられ、A病院等では、まず職員の接種を終了させることができ、医師会員の接種の準備も余裕をもった対応が叶ったのであった。

　ワクチン接種そのもので、若年者の発熱等の副反応の話は、かなり耳にしたが、1〜2日で回復し、アナフィラキシーを起こした重篤な副反応については、特に聞き及ばなかった。

　トラブルとしては、とある医療機関で接種の前日にコロナの陽性者が発生したことで、その医療機関が対象者全員のワクチン接種を中止した事例があった。
　接種会場での万が一の感染拡大があってはいけない、という施設の院長の慎重な判断であったが、そのため、予定していた接種者分の穴があき、急遽、他の医療従事者での接種希望者を準備する必要を生じたのである。
　該当市町に相談し、地元の看護学校で実習を控えた生徒がいたことから、その中で希望者を募り、調整を図ってもらうことで、穴を埋め

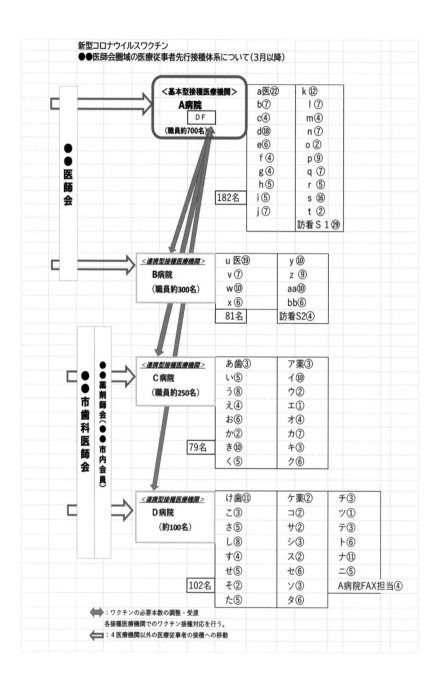

新型コロナウイルスワクチン
●●医師会圏域の医療従事者先行接種体系について(3月以降)

<基本型接種医療機関>
A病院
DF
(職員約700名)

a医㉒	k⑫
b⑦	l⑦
c④	m④
d⑱	n⑦
e⑥	o②
f④	p⑨
g④	q⑦
h⑤	r⑤
182名 i⑤	s⑯
j⑦	t②
	訪看S1㉙

●●医師会

<連携型接種医療機関>
B病院
(職員約300名)

u医⑲	y⑩
v⑦	z⑨
w⑩	aa⑩
x⑥	bb⑥
81名	訪看S2④

●●市歯科医師会
●●薬剤師会(●●市内会員)

<連携型接種医療機関>
C病院
(職員約250名)

あ歯③	ア薬③
い⑤	イ⑩
う⑧	ウ②
え④	エ①
お⑥	オ④
か②	カ⑦
き⑩	キ③
79名 く⑤	ク⑥

<連携型接種医療機関>
D病院
(約100名)

け歯⑪	ケ薬②	チ③
こ③	コ②	ツ①
さ⑤	サ②	テ③
し⑧	シ③	ト⑥
す④	ス②	ナ⑪
せ⑤	セ⑥	ニ⑤
102名 そ②	ソ③	A病院FAX担当④
た⑤	タ⑥	

⬌ :ワクチンの必要本数の調整・受渡
各接種医療機関でのワクチン接種対応を行う。
⬅ :4医療機関以外の医療従事者の接種への移動

ることができ、ワクチンを無駄にせず助かった事例となった。

　その他、幸いだったのは、全国的にも令和3年2月、3月、4月は第3波が落ち着いてくる時期にあったせいか、管内でも新たな患者の発生があっても単発で、クラスターの発生はなく、筆者としては、ワクチン関係の調整に没頭でき、非常にありがたかった。

　初回のワクチンは2回の接種であった。1回目の接種後、3週間後に再度接種する手法であり、段階的に管内では5月中旬までに医療従事者の接種希望者全員の接種を無事に終えたのであった。

　この後、まもなく、管内で初めてのクラスター発生に直面することになる。

第5章

国内第4波の頃、B保健所管内で苦慮したエピソードの紹介

　令和3年5月中旬、GWに親類や友人で行動した後、症状が出てくる典型パターンに捕まったように、残念な事例に遭遇した。

　管内の医療機関で発熱症状を訴えた患者で、コロナ抗原陽性連絡から疑似症の発生届を受け、保健所でPCR検体を採取し、自治体試験検査機関でPCR陽性確定となった例であった。

　この患者の発症2日前の行動調査で、隣県に親戚一同でバス移動し、行事に参加したとの話を受け、既に、別の管内で、同じバスに同乗していた親類2名がPCR陽性確認されていたことから、バス同乗者全員を濃厚接触者としてPCR検査を行うように手配、準備を進めていくこととなる。

　疫学調査によると、バスの運転手を含め20人弱の親類縁者は無礼講そのもので、ほぼ宴会状態での移動だったらしく、PCR検査結果連絡が怖かったが、案の定、バスの運転手と乗客の9割以上が陽性となり、クラスター（集団発生）となったのであった。

　一度にドサッと陽性者が発生した場合、患者の入院搬送の調整、疫学調査、濃厚接触者のPCR検査が立て込むことに尽きる。

　本庁コロナ対策室との調整で入院先が決まれば、保健所の車両で患者宅から自治体内の感染症指定医療機関や入院協力医療機関に搬送する。順次ピストン輸送する流れとなる。

　車両が足りなくなるような場合には本庁に応援車両と補助員の派遣要請をすることで対応可能となるなど、体制的に過去の教訓が生かされている。

　疫学調査では、行動歴で職場や学校に出ている者がいれば、最終出勤日や登校日を確認し、関係周囲に新たな濃厚接触者となる PCR 検査対象者がどれぐらい存在するのか、その調査を行い、該当する人数分の検体採取の実施、保健所の駐車場を活用するドライブスルー方式で検体採取が可能となるように、車両の待機、誘導が行えるように準備をする。

　結果ありきで簡単に書き下ろしているところではあるが、かく言うクラスターは災害と同じで、急に、降って湧いたようにドカッと発生することが、とにもかくにも厄介で、精神的にしんどいのは、夕方というより、夜になって PCR 陽性の検査結果が伝えられることにあった。当日中に数多く発生した陽性者全員に連絡して、積極的疫学調査を終えなければならないことや、患者連絡をしたら、既に症状があって、早急に入院させなければならない場合もあったことなど、責任感の強い保健師ほどプレッシャーに苛まれる、追い立てられてしまうという構図となる。

　また、やっとの思いで疫学調査を終了しても、翌日の濃厚接触者該当者の PCR 検査の検体採取の準備、採取用の試験管へのラベル貼付や検査依頼書の作成、さらに法律に基づく、入院患者や検査対象者への通知文書の作成も加わり、息つく暇もない状況に陥る。

　無常続きなのは、夕方以降の夜に検査結果が伝えられてきてから、死ぬほど忙しくなる事態を、感染症担当課以外の周りの職員が認識しないまま、業務終了時間（本自治体は 17:15）になると同時に、さっさと帰宅してしまうことも挙げられる。

　気が付けば、感染症担当課の職員しか残っていないため、限られた人数で粛々と当日分の対処をしなければならない、作業を終えるまでは帰れない。しかも、災害同等の全所体制で臨むはずの業務でありな

がら、感染症担当班の仕事と決めつけられているかの如く、他人事のように周りの職員が帰宅し、非協力的に映ってしまうため反動が大き過ぎ、「なぜ、自分たちだけが、こんな辛い目に遭わなければいけないのか」とストレスも益々、最高潮に達していくのであった。

　筆者は、業務の一部で加勢や助成を行えても、核心となる作業を率先してできるような技量までは持ち合わせていない。地獄絵図となっているような事態を目の当たりにしながら、殆ど、入り込めない、何もできない無力さ加減を痛感したのだった。

　なんとか、このクラスター発生初日の処理は、午前様になったものの、徹夜にまでは至らなかった。

　保健師が夜中の作業中に、筆者にもしっかりと聞こえるように愚痴をこぼす……。「この災害と同じ事態を管理職は把握しているのかねー」、「ホント、管理職は一体、何をしているんだ！」と筆者自身、非常に耳が痛かった。

　筆者は、技術サイドの管理職でもあって、人事や事務所掌を司る管理職ではないが、所属の長に事態を伝え、認識させる必要はあり、この事態の説明用の資料を作成するしかなかった。
　これまでも、隣の圏域でのクラスター対応状況の過酷さは、所内会議等で、所属長や保健所内の課長や班長に情報伝達をしてきたが、やはり、対岸の火事であり、年度を跨ぐ時間の経過も含め、突如襲ってきた事態への組織対応による対処はできなかった。

　言い訳になるが、ワクチン業務で疲弊していた矢先でもあり、無念だった。

　当日の状況を、アナログ的にペーパーで早急に示し、所属長に理解

をしてもらい、活用に繋げることができれば、次の事態の対処とともに、本庁部局の長や知事にまで伝える道筋は立てられる。

　口頭のみの説明であれば、その場の事態を伝えられても、結局は何も残らない。

　そこで、所属長と事務次長への説明用に作成した資料を以下に示す。

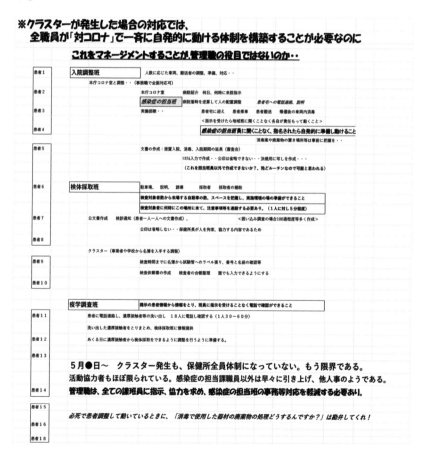

　患者が一度に18人発生、次回のクラスター発生時には、全所体制ワンチームで、コロナに臨む必要あり、入院調整班、検体採取班、疫

学調査班での、少なくとも３班体制（あくまでも例）を敷き、感染症の担当課（感染症の担当班と精神難病の担当班）で対応しているコロナ業務を細分化して、総務や生活環境の担当課、福祉関係の担当課職員総出で、張り付いて団結して対応できるように了承、了解願いたい、と伝えたのだった。

　その後、感染症の担当課の課長を交え、細かな役割分担と事務分掌を検討し、暫定的に次のとおり、５班体制での業務体制をとることとした。

○入退院調整班
　▪公文書作成（措置、消毒、入院延長）
　▪搬送車の調整
　▪審査会資料準備　　　　　　　　　　　　　　　　等

○疫学調査班
　▪積極的疫学調査の実施
　▪接触者検診の対象者の把握
　▪施設等の現地立ち入り調査　　　　　　　　　　　等

○接触者情報管理班
　▪検診対象者の管理
　▪公文書作成（検診通知文①）
　▪県検査機関、県コロナ室に検査依頼等の連絡
　▪管外の接触者検診の依頼　　　　　　　　　　　　等

○検体採取班
　▪検診対象者の管理
　▪公文書作成（検診通知文①以外）
　▪環保、コロナ室に連絡　　　　　　　　　　　　　等

○物品管理班
- PCR 検査用の試験管等検体採取に係る物品在庫管理
- 感染防御物品の在庫管理
- 感染性廃棄物の処理依頼　　　　　　　　　　等

　各班には、１名ずつは感染症担当の課の職員が張り付き、物品管理班の班長に総務担当の主任に就いてもらう以外は、感染症の担当課の職員に班長に就いてもらうように調整した。

　当自治体では、クラスター発生時の患者の受け入れのための入院の病床数を増やすことのほか、宿泊入所施設を１カ所から２カ所に増やし、さらに、他の都道府県では入院入所が追い付かなくなり、在宅療養も取り入れるなど、その体制をとれる準備も必要になっていくのだった（後に「在宅療養管理班」を敷くこととなる）。

　管内で初めて発生したクラスター患者には、小学生、中学生、高校生も含まれ、疫学調査による行動歴からクラスや部活動の生徒、学校の職員にも濃厚接触者としての対象者が広がり、連日 PCR 検査を実施し、新たな感染者の発生状況を確認していくのだった。概ね全体で300 人程度の検査だったと記憶している。
　濃厚接触者の中からの２次感染者は数人確認されたが、幸い、３次感染まで広がることはなく、10日程度で当該クラスターの対応は終わった。

　５班体制で稼働が可能となったのは、正にクラスター発生の10日後からだった。
　その後、次のクラスターの発生は８月、２カ月半後のこととなる。

番外編となるエピソードとして、新型コロナウイルス感染症患者は、全て入院か、ホテルへの入所療養かのどちらかとなる。

　このころはまだ、療養は発症日から14日間であった。独居の場合、長期間の留守となることで、頭を抱える問題が出てきたのだった。

　それは、ペットの問題であった。

　ひとり暮らしなどでは、結構ペットを飼われているところもあり、通常は入院や入所で自宅を出る前までに、親類縁者や友人知人に、退院退所までペットの面倒を見てもらうようにと患者に伝えていたが、中には当該対応が困難な者もいる。

　保健所には、狂犬病予防法の一環で捕獲犬を抑留する設備はあるが、目的外使用はできないため、保健所で住民のペットを預かることはできない。

　当自治体では、受け皿となってもらえる動物病院やペットショップ等を予め水面下で調整しておくようにと、生活環境部局から課題も出ていたところではあった。

　しかしながら、生活環境の担当課の担当班の職員が管内の数十軒に確認したが、有料でも預かってもらえるような施設は無かった。

　そのような中で、親類縁者のいない独居で、犬を飼っている患者で入院を急ぐケースに遭遇した。超愛犬家で、ペットを預かってもらえるところがない場合には入院はしないと発言されたのであった。入院を急がなければいけない患者ということで、筆者と担当班職員が数軒の施設と押し問答をし、紆余曲折はあったものの、過去に診てもらったことのある動物病院が（たまたま）見つかり、対応してもらえるように調整が付き、事なきを得たのだった。

　……患者様が早く入院できるように、患者様にとっての大切なお犬様への配慮対応……。

　……士・農・工・商・犬猫・保健所……正直空しかった。

　ペット対応は、このほか数件処理事例があり、それなりに苦労したのであった。

　なお、現在では、自宅療養対応が主流なので、このような対応で苦慮することは殆どなくなった。

　もう一つ番外編のエピソードとして、インターネット上にあるコロナ関連のフェイク記事に踊らされて、「保健所よ、これでいいのか、大丈夫なのか」と一般の方が保健所に来られて、訴えてくることに対応せざるを得なかった事例がある。

　訴えてきた内容は、

- 新型コロナウイルス自体の正体は、実は明らかではない。
- PCR 検査で「確定」「陽性」としている根拠は何なのか。
- ワクチンは本当に大丈夫なのか、有識者は接種をするな、接種したら数年先に死ぬと言っている。

　この来所者は、海外と国内のネット記事を大量に印字した資料を持参し、資料の中には、医師が著者となっていて、ワクチンを打たない方が良いとする内容の書籍を紹介する記事の紙面もあった。
　医師は、やはり、「医師」というだけで一般の方々に、絶対的な信頼を持たれる存在である。
　来所者は、「医師」が、このようにネットに紹介しているということで、信頼できるものとして、100％信用して、来所者自身の流布が「正義の行動」と考え、動かれたものであろう。

　来所者は、既に厚労省にも電話をかけて同じように説明し、市町の健康部局の長にも訪問して話を伝えたらしく、その後で当保健所に来たのだ、と鼻息荒く筆者に説明を加えたのだった。
　筆者は、その時は不勉強で、このようなフェイク記事を全く把握していなかった。

国や自治体の施策に逆行する内容だったが、無碍に追い返すようなこともできず、一応、話を最後まで聞くこととし、応対したのだった。

　m-RNA ワクチンが細胞に取り込まれて、その情報を記憶した RNA が細胞分裂して、次の細胞を作る、将来どんな有害事象が起きるのか怖くてたまらない、数年後に死んでしまうだろう。国がこぞって接種を推奨するのはどうしてなのか、この情報を知らないのか？　……云々。
　持論を展開すること、約 1 時間以上が経過する……。

　……熱心な説明をひととおり最後まで拝聴し、「いやいやいやいや、どうも貴重な情報をありがとうございました。こちらも不勉強なので、よく確認させてもらって、また、教えてもらうようなことがあれば、連絡しますので、連絡先を教えてください」と伝え、一応、姓名と電話番号をメモして、来所者には帰っていただいた（その後、特段連絡等はとっていない）。
　保健所長にも、この住民の訴えを口頭で伝えたが、当保健所長は、明確にフェイク記事ということを、既に把握されていた。惑わされてはいけないことも説明を受け、確認できたのであった。

　しかしながら、現在もネット記事で m-RNA ワクチンに関して、使用するな、接種するな、的な内容のものが後を絶たない。残念なのは、「医師」「本当に医師？」が発信しているということだ。
　m-RNA ワクチン、作用機序は製造販売業者の添付文書の説明にもあるが、例えば100％この説明のとおりだとあなたは証明できますか？　と問われたら、添付文書等を信じるしかないわけで、見てきたように遺伝子レベルの話を議論することは、当然できない。
　（あんた、それを視覚的に見たの？　って、電子顕微鏡でも見えないレベルの話でしょ？　そのような話をされてしまったのでは、誰も、

何も言えないと思う……)

　しかし、説明できない、証明できないからといって、ワクチンの作用機序を100％疑って、使用しないという方向にはならない。国際的にも GMP（医薬品の製造と品質に関する基準）をナメテもらっては困る。医薬品の流通に至る切符となる、国内でも外国でも医薬品の製造販売承認は、決してそんな無責任なものではないと、薬事監視員としても強く信じたいところである。

　日本は、今、新型コロナウイルス感染症と戦うためには、当該ワクチンで集団免疫を付けて、当該ウイルス感染を抑制する手段をとることで動いている。副反応はあるものの、重症化リスクや感染リスクの高い者への接種による利益が、副反応という不利益を大きく上回るものとされ、国が舵をとって、国民全体に接種を呼び掛けているからには、都道府県としても、自信を持って、同じ方向で対応する。

　確かに、ワクチンを含めて医薬品は、人にとっては異物であり、個人差で特異的にアレルギー反応を起こしたり、アナフィラキシーショックにより、不幸にも命を落としてしまうこともある（ペニシリンショック等然り）。新型コロナウイルスワクチンでも、そのような例が全く起こらない、ありえないという保証は当然できない。

　実際に副反応や重篤なアナフィラキシー等で健康被害が生じた場合、国が因果関係を認めるか、接種による影響であることを否定できなければ、健康被害救済制度を行使することとなる。

　ただ、実用化の面では、接種が始まってからの年月はごく浅く、稀な副反応や接種後の免疫機能を含めた未来永劫にわたる安全性までは、当然わからず、今後のデータの蓄積によりカバーしていくことになるものとも思っている。

ワクチンの接種は、被接種者と接種者との同意の下で実施されているが、リスクに係る説明を求められた際には、医療従事者としては、適切に答えられるようにしておく必要がある。

　反省となるが、「保健所よ、これでいいのか、大丈夫なのか」と訴えられた時に、よく勉強さえしておけば、ワクチン反対論の相手に対し、自身の接種に方向性を変えさせる検討の余地を与えられたかもしれなかったが、もう、後の祭りでしかなかった。

　筆者としては、住民の訴えの根源になっているフェイク記事や書籍を出された医師の先生方に対し、物申したい。医療界では「医師」は当然トップの地位であり、筆者も含め国民・患者目線からは診断治療を受け、命を救ってくれる存在、極論的に「神様」のような存在なのである。「医師」というだけで絶大な信頼が得られる存在と言っても過言ではない。

　もし、「ワクチンを打ったら死ぬ」というようなことを仰るのであれば、そのような、極めて大事なことは、もっとしっかりと大きなメディアを通じて訴えられるか、正確な情報として証明できるだけの資料を、きちんと公表され、国に真っ向から伝えて、公の場で真剣に協議してもらいたい。

　というのも、ましてや命の尊さ、大切さを最後まで重んじる「医師」であるならばこそ、もし、本当に根拠が明確であるならば、医師の使命として、命がけで、ネット等ではない公の場で、訴えていただければ、と強く思う次第である。

第6章

国内第5波、波として継続する期間が長引く中でのB保健所管内における奮戦

　次のクラスターの発生事例、令和3年8月の事例について。

　当管内で、8月上旬に中学校運動部活クラスターが発生し、ほぼ同時期の8月上旬から下旬にかけて飲食店クラスターが発生した際の事例である。

　中学校運動部活クラスター。中学・高校では、夏休みの期間に入ると、全国的に野球やバレー等球技関係の大会や公式試合が行われるが、このクラスターも他都道府県にバスで移動し、試合を終え、帰宅後に部員や顧問等関係者の何人かがしっかりと症状を訴え、新型コロナウイルスのPCR検査を実施して、複数の医療機関から抗原定性陽性の疑似陽性者の発生届がバラバラと届いてくるというものだった。

　例によって、PCR検査実施前後の疫学調査時点で、学校側から接触者名簿を提出してもらい、名簿に基づき、粛々と調査を進めていく、もはや驚くこともない典型例の対応を行っていったのであった。

　初動さえ早ければ、患者や濃厚接触者の行動を止めさせることも早くでき、2次感染が起こったとしても、患者（生徒）の親や兄弟に留めることができ、大きな広がりは防げたと思われた。

　しかしながら、飲食店のクラスターについては、どうしても初動で速やかな対応が困難であり、積極的疫学調査でも飲食店利用者の話が信憑性に欠けるものもあり、感染者の行動を止めることが遅れる分、発生患者の広がりも増えてしまう状況にあった。

　ただ、調査票を突き合わせて一つの表を作成すると、同じ店舗を利用していて、重なりのある行動をとっている者が明確に整理でき、感

管内飲食店の新型コロナウイルス感染症（隣県の客（陽性者）繋がり事案）8/11～8/22（8/22現在）

※太字は感染者　※★印は現時点行政検査陰性　○は連絡がつかず行政検査未実施

患者発生店名（屋号）	患者名	発症日	従業員等（濃厚接触者）	患者が行った店名	行動日	一緒に同席（行動）した者（患者・濃厚接触者・接触者）等	家族等二次感染
C① クラスター① 患者：**隣県の客**8/7利用 （同行者 友人1） 隣県の客繋がり 友人2 　友人3 　友人4（飲食店A） 　友人5（飲食店A） 　友人6 　**友人7患者⑫** （友人1）	**患者①**（C①店主）	8/11		管内飲食店W	8/9	**患者⑧再・患者⑨・▲**（会社a）	
				管内飲食店Y	8/9	**患者②再・▲**	
				C（自店）	8/9	団体7人（会社a） （**患者⑧再・患者⑨再・▲、▲、▲、▲、▲**）他 （22時以降利用？） **患者④・患者⑤**（30分～1時間）、○、○（⑨⑩友人 直ぐ帰宅）	
				管内遊技場R	8/8～8/9	**▲、▲、▲**（店員）	
				C（自店）	8/8 会社a団体（C2の店から移動 23時～25時？）	**患者⑩、患者⑪**（翌日管内保健所管内） **患者⑫、▲、▲、▲、▲・患者⑬**→**患者㉜ 患者㉝**	患者㉜ 患者㉝
				<隣県の客と接触>		※**隣県の客**・友人他（21～22:30）→再来（25～26）	
	患者②	8/11		患者②の勤務先Z	8/10	**▲**	
				患者②の利用飲食店Q	8/9	**患者①再・▲**	
	患者③ ※（勤務先友人と同居BBQ関連へ開催）	8/11		患者③の友人の勤務先同僚ら18人でバーベキュー（患者㉛も参加していた）	8/9	**患者⑫再・▲、▲、▲、▲、○**（連絡つかず未検査）	
患者④（患者④の夫）	**患者④**	8/11				→**患者㉛**	患者㉛
	患者⑤ （※患者③と同居） 飲食店Zを利用（～10日）	8/11		患者⑤利用カラオケ店S	8/10 **患者⑭再、患者⑮・患者⑤、患者㉕**（管外）		
				患者⑤利用飲食店D	8/9 **患者⑭再、▲**		
				患者⑤利用飲食店H	8/9	**患者⑭再、患者⑪再、▲、** **患者㉓** ・▲（従業員）	患者㉓
				患者⑤の友人家族と食事	8/8 親族4人、**患者⑭再**		
				患者⑤利用飲食店H	8/8	**患者⑭再**（同席）、**患者⑪再・▲** ・▲（**勤務飲食店ナナ**）、**患者⑬**（C①の客）、 ○（飲食店Hのオーナー）連絡つかず	
C② クラスター② 患者：**隣県の客**8/7利用 （同行者 友人1他）	**患者⑥**（C②店主）	8/11		美容院利用	8/10 ▲美容師（数時間 コーヒー飲食と会話）	
				C②（自店）	8/8	会社a団体7～8人（20～22時）送別会と称し集合 ▲（自動車送迎 マスクなし20分）	
					8/8	**患者⑮再**（患者⑥の娘）・**▲**	
				自宅バーベキュー	8/8 従業員▲・従業員▲、**患者㉑** （友人 コーヒーのみ少し参加）	
	患者⑯（患者⑥の娘）			患者⑥利用飲食店	8/8（**患者⑮**（患者⑥の娘）・**▲**	
				C②（自店）		**患者⑮・▲、患者⑥再**（飲食店Hの店主） （21時～23時）会社a団体11人（予約で来店） **患者⑰・▲・患者⑱→患者㊲ 患者⑲・患者⑳**（参加は親子）**→患者㊳ 患者㊴**	患者㊲ 患者㊳ 患者㊴
				<隣県の客と接触>		※**隣県の客**・友人他1人、他若者G4人（23～25）	
	患者⑦（居住地が●●（他の）保健所管内）		▲従業員▲				
患者利用飲食店A 患者：**隣県の客**8/7利用 （同行者 友人1）			従業員▲ 従業員▲ 従業員▲ 従業員○連絡とれず 従業員○連絡とれず		8/7 客数名	※**隣県の客**・友人他（滞在時間が数分）	
患者利用飲食店B **患者⑧**8/7利用 （妻：感染なし）			従業員▲従業員▲ 従業員▲	飲食店B（自店）	8/7（20:30～2230）**患者⑧再**他客5名 <患者⑧が25:00以降にC①で隣県の客のグループと接触>	
患者利用飲食店C **患者⑲**　8/10利用 ・患者⑲			従業員▲		8/10（20:00～23:00）客1人程度**患者㉖**→ **患者⑱再・患者⑲再**（親子）（カラオケでマスク無で歌唱）	患者㊱ 患者㊲ （26家族） 患者㊳ （患者㉓の夫）
				患者㉑			
患者利用飲食店D **患者⑤、患者⑭再、** **患者⑪、患者⑬**が 8/8に利用			○オーナーさん 連絡取れず		8/8 **患者⑤再、患者⑭再、患者⑪再、患者⑬再**と自店で接触 他にどれぐらい客がいたか等一切不明	
患者が勤務した飲食店X **患者⑭**が勤務（～10日まで）					8/8 ▲（飲食店Xのオーナー）が患者利用飲食店Dで接触等	
患者利用飲食店E **患者⑱・患者⑲** ・患者⑲ 8/10利用	**患者㉑**	8/14			8/10（23:15～24:15）　他に客はいたか何名等は不明 **患者⑱再・患者⑲再**（親子）（マスクで歌唱）→**患者㉒**	患者㉒
患者利用飲食店F **患者⑱・患者⑲** ・患者⑲ 8/10利用					▲（F店の店主） 8/10（23:00～25:15）　スタッフ1名★・客1名○ **患者⑱再・患者⑲再**（親子）（マスク無で歌唱）	
その他：患者利用の飲食店G、Hの利用も後から出てきた。							

122

染者の繋がりが浮かび上がってくることもわかり、「隣県の客」が初発患者と考えられる事例に遭遇したのであった。

　本庁のコロナ室に患者の繋がりがわかる1枚紙を提出した。患者名等を番号にして示せば、隣県の客を含むグループが、クラスターの飲食店①②で店舗間を行き来して利用、隣県の客は①②の店主と顔なじみと思われ、それぞれの飲食店で他のグループや他の客と交流を深めるかの如く、3密状態で大いに盛り上がったものなのだろうと思われた。

　やはり、換気が十分にできない空間でカラオケ等に興じると、感染者はしっかりと増えるようであった。

　その他、患者繋がりから濃厚接触者として、電話連絡をしたものの、繋がらない者が数名いた。

　一応、症状が出れば病院で解熱剤等をもらったり、症状がなければ2週間、自宅で留まってもらえていたのだろうと、願っておきたい。

　詳細を上手に語ることはできないが、令和3年5月にインドから広がったとされる変異型ウイルス（デルタ株）が日本では、夏場に感染が広がり、第5波となっていったのだが、自治体試験検査機関のゲノム解析によれば、8月初旬の中学生運動部クラスターと中旬の飲食店クラスターとでちょうど、株が明確に分かれていた旨担当部長から水面下で説明を受けた。

　中学生運動部クラスターはイギリスからの変異型ウイルス（アルファ株）、飲食店クラスターはデルタ株による感染ということであった。

　ゲノム解析により、同じウイルスでも変異株の種類の違いで感染の経路、患者の繋がりの違いを視覚的に示せて見分けることができることを確認できたものであった。

　同じウイルスの変異株が置き換わっていく過渡期に巡り合えた、と

興奮気味に情報提供してもらい、連絡をくれた担当部長も行政薬剤師だったこともあり、思わず筆者も喜びを分かち合えたようにうれしい気分となった。

　令和3年8月、9月は、デルタ株による第5波に見舞われ、患者対応エピソードでそれぞれに悲喜こもごものドラマもあったが、まだ、個別的な対応が果たせていた分、現在から見れば、第6波、第7波の比ではなかった。

　本庁コロナ室では、第5波については、療養を要する患者の急増や、未成年者及びその家族の感染の拡大を認め、クラスターも数多く発生したと総括した。また、ワクチン接種後や、ワクチン接種ができない年齢層における感染も確認され、クラスターも発生したことから、令和3年11月からは、特に学校や高齢者施設等を対象とした感染管理に関する研修会を実施し、第6波、第7波インフルエンザ流行期の感染拡大防止を図れるよう計画をたて、対策の準備をしていったのだった。

　当管内においては、医療圏域会議で協力医療機関の先生方の前で、この第5波は、第1波から4波で発生した、新規の新型コロナ患者数以上の患者が、短期間で発生していることを説明し、変異にともなって、感染力が高まってきている状況を伝えた。第5波までは入院又はホテル療養を必須としていたが、次の第6波には、在宅療養での対応が中心になっていくことを視野に入れ、地域のかかりつけ医の先生方にも、入院に至らない重症化リスクの低い（高齢者や出産間際の妊婦ではない、かかりつけ）患者や様態急変時に指示を仰げる医療体制、例えば休日夜間診療で当番医をローテーションするように、新型コロナウイルス感染症の在宅患者のための当番医を確立してもらえるよう協力を依頼した。また、日々の健康観察では自治体全域的な対応として、看護協会から地域の保健所に看護師を派遣してもらうように、本

課及び本庁コロナ室が体制を整備していった。

　その他、新型コロナウイルスワクチン、医療従事者の第3回目接種、いわゆるブースター接種（抗体価が落ちつつある時期の追加接種）も令和3年12月中に終了させるように本庁から指示があり、地域の3師会（医師会、歯科医師会、薬剤師会）調整を併せて行い、春と同様に管内の病院、医療機関に接種協力をいただきながら、なんとか接種を完了できたのだった。

第7章

国内第6波、患者が倍増、自治体全体で体制を強化、B保健所管内における大病院クラスター発生対応など、大きな試練の経過後、筆者はA保健所へ異動に

令和3年10月、11月及び12月中においては、管内での新規患者の発生は殆どなく、デルタ株が収束していく中で、コロナ全体の収束を期待していたところだったが、隣の管内の●●保健所（A保健所）では、クリスマス頃から患者が大幅に増え始めていたのだった。

A保健所の第3波クラスターについては、前に紹介したが、4波、5波でもそれなりに大きなクラスターが発生し、対応してきていたが、全国的な第6波（令和4年1月～）に先駆けて、12月末に最も良くない、短期間でドカッと患者が発生する事態となり、保健所職員のみでは追い付かず、処理できない状況に陥っていた。

本庁コロナ室では、12月28日に、まだ、発生の少ない保健所の保健師に対して、A保健所への派遣応援要請を行った。当保健所にも連絡があり、年末に延べ2名対応したが、やがて、自治体全域に広がりはじめ、当管内では、1月1日に有症状者の相談が入ってくるなど、他の保健所への派遣どころではなくなっていく。

また、管内医療圏1市4町のうちの一つの自治体で、計画していた成人式が行われたのだった。

新型コロナの質の悪さは、2カ月程度、治まっている中で、1～2人の発生後に、感染力が増強していることも含め、患者がドカッと増えるところであり、やはり、要因は3密の機会あるところ然りだった。

　1年前は第3波からインフルエンザとの同時流行も恐れられ、警戒した市町自治体も多く、成人式は殆ど開催されなかったようだが、結果論であるが、特段インフルエンザの発生も殆どなく、全国でも数十例程度だったと記憶しており、コロナの発生も割と少なく「平和な正月」だったことから、令和4年の正月には、故郷で過ごす同窓会的な計らいも含め、まー大丈夫だろうと、開催に至ったのだろうが、残念な結果となってしまったのだった。

　やはり、若い人が集まれば、式のみは厳かに終了したとしても、その後の友人同士で繰り広げる同窓会には制限をかけられない。大いに食べて飲んで騒いだことは、しっかりと想像がつくし、情景も浮かぶ。全国からの帰省者が集まる、というところにもリスクの輪が広がっていた。

　この成人式が開催された2日後から、当保健所管内は、多忙の極致を迎えるのであった。
　有症状者の行動歴は、「成人式後、○○で同期会」と合い言葉のように数日間続いて、相談が上がってくる。
　感染力が強く、当然ながら、その家族内でもしっかりと感染している構図となっていた。
　1日20人前後の新規感染者が連日続いたのであった。
　全国的に第6波に突入、オミクロン株（BA.1）第1波の開始で、新規感染者がダラダラと発生し、感染者が殆どゼロにならない日々が3月まで続いていくのだった。

　1月当初は、まだ、宿泊療養施設で余裕があったこともあり、管内で自宅療養者はいなかったが、1月10日過ぎから、徐々に自宅療養者が増え始め、当自治体全体では、上旬から中旬にかけて500人強、中旬から下旬にかけて1,200人弱、1月末には2,000人弱と、瞬く間に増えていった。

１月の半ばには、国の退院の基準が見直され、患者の健康観察で、有症状者は発症後14日から10日へ、無症状者は陽性確定日から10日から７日へと変更されていったと記憶している。

　管内では１月下旬以降、常時、100人程度の自宅療養者を抱える状況になり、保健所の保健師や管内市町からの応援看護師、看護協会から派遣を受けた応援看護師により、電話をかけて健康観察を行い、対応していくのだった。

　健康観察では、患者の一人ひとりに電話し、１日のうち２回の体温とパルスオキシメーターによる血中酸素飽和度の数値（以下「パルス」）、体調の変化について確認する。10日目の健康観察終了時に熱もパルスも異常がなく、直近で72時間（３日間）症状が寛解している状況であれば、退院の基準をクリアでき、11日目から外出OKとして、説明連絡を施していく。

　患者の母数が増えれば、電話連絡も当然増える。１日に数十人程度ならばいいが、やはり、100人を超えるようになれば、管理も大変になってくる。特に症状あり、なしで就業制限の日数が異なること、無症状者で支障なく７日過ぎればありがたいが、途中から症状が出た場合には、その日が発症日となるため、その日から新たに10日の健康観察が必要になる、というものである。

　保健所長と相談しながら、有症状者のリスクは発熱とパルスと咳が中心で、観察終了日の10日目にそれ以外の喉痛や鼻水、味覚嗅覚の異常等が続く場合があったとしても、ほぼほぼ、発熱がなければ、就業制限は解除させた。
　発熱は37.5℃以上、パルス（血中酸素飽和度）は95％以下、咳は夜眠れない程の相当ひどいものであれば、就業制限の延長か、場合によっては、入院を検討していくこととしていた。

　健康観察や解除連絡に携わったから言えるが、患者の9割以上は、発症後3日目まで、発熱で37.5℃以上あっても4日目、5日目には平熱に戻っている者で占められていた。

　当方の対応で、注意を必要とした確認例は、無症状者から有症状者に切り替わる患者で、味覚異常が出現した例だった。

　無症状6日目、後1日無症状であれば、8日目には就業制限が解けることになるが、健康観察確認中に味覚異常を訴えた。発熱はなく、パルスも98％以上で推移し、異常なしだった。

　保健所長に伝えたところ、「味覚異常のみ」も明らかな症状の発現ということで、当患者はPCR陽性検体の採取日から6日目が発症日となった。患者には、その日からまた新たに10日の就業制限がかかることを改めて説明しなければならなくなったのである。

　患者は当然ながら相当落ち込み、電話の向こうの息遣いから落胆の様子が伝わってきた。その患者は合計で16日間の就業制限がかかったことになった。

　PCR陽性時に何らかの症状が出ていれば、その日から10日で済んだものが、全くの無症状者には途中から非常に酷な話となったのであった。そのようなことが、この新型コロナの厄介なところなのだろう。

　健康観察を10日実施するとなれば、10日サイクルで連日、対象患者が少なくなるはずであるが、それ以上に新規の患者が増えれば、その分の健康観察者が上乗せされていくことになり、新規患者が20人以上発生する日が結構続くと、患者管理の大変さが如実に現れてくるのであった。

　また、先にも触れたが、患者一人ひとりに対して就業制限、行動を拘束させるということで、全て文書による通知対応ということも忘れ

てはならない。非常に物理的にも酷な状況であった（第7波では、どの自治体もパンクしたのではないだろうか）。

　自治体本庁では、急激に増加した新型コロナウイルス感染者新規患者を感染症法の業務上で支障なく対応できるように、各保健所に、「リエゾン」と言うよりも、言い加えて、「マネジメント職員」を派遣する体制を組んだ。

　ただ、本庁で考えている保健所の動きと、実務現場の保健所の動きにはギャップがあり、当然、同じ保健所単位でもそれぞれの進行に違いが発生していたものと思われる。
　というのも、当保健所でも、目の前で次々と提出されてくる新規患者の発生届を捌き、対象患者の管理が追い付かない状況にならないようにするだけで精一杯となり、感染症の担当課、のみならず保健所全体が「木を見て森を見ず」という状況に陥っていくのであった。
　おそらく、どこの保健所でも共通していたものと思われた。

　そこで、リエゾン・マネジメント職員の存在は、保健所勤務の均衡、横のつながりを戻し、各保健所における進行レベルを同等にしていくうえでも必要な存在であった。

　筆者の勤務する保健所にも、本庁の他部局（農林部局）から1月の下旬から約1カ月派遣された。
　個人的な思いもあるが、一連のコロナ業務、患者の発生に伴う患者の拘束から解除されるまでの間で、どの部分が業務の執行上で弱っているか、滞っているとすれば要因が何かを、一歩離れた視点で観察し、現場の現状に応じ、正に今、必要な補強手段が何かを見極めて、対応してもらえる、そのような存在となってもらえたことから、非常にありがたかった。

　又加えて、本庁では、雪ダルマ式に増えていく健康観察の具体的な実務作業に係る電話対応等保健所業務の軽減を図れるよう、外部の業者に健康観察を委託するシステムを整備し、実行に移していくのであった。

　……システムを実行に移す……机上では右から左に整理ができそう、簡単そうであるが、現場で軌道に乗せるには、職員がシステムを把握、理解して、委託先へ橋渡しとなる対象者の名簿を作成しなければならなかったり、本日の健康観察対象者の名簿を前日の何時までに送信しなければならなかったり、本庁に対し、事前に対象者が何人程度になるかを報告しなければならなかったりと、意外と制約が多かった。

　軌道に乗れば、当然ながら多大なる業務の軽減につながるが、始めから、手間取る状況になってしまい、ここでも、しっかりとリエゾン・マネジメント職員の活躍が待ち望まれた。

　事務処理に強い自治体本庁の事務職員、じっくりと腰を据えるまでもなく、エクセルソフトの活用に優れ、即席で円滑に作業を回すことができたので、ありがたいの一言に尽きた。

　話をかなり遡るような説明を加えることになるが、……これまでに新型コロナに感染された患者さんならば、「HER-SYS」というシステムを耳にしたことがあると思う。
　新型コロナウイルス患者の管理には、国が統一システムとして、令和2年3月、第1波の頃から既に「HER-SYS」というシステムを立ち上げ、パソコンで運用管理をしてきていた。

　診断した医療機関の医師が、直接、「HER-SYS」に患者情報を打ち込むことで、発生届出を完了でき、国と医療圏にある保健所が患者情

報を把握できるという優れもの、ではあったが、当初、動きが悪いとか、システムの不良、不具合等が多く？　さらに、医療機関同士での患者の情報共有ができない？　等の問題もあったことで、当自治体では「HER-SYS」については、全国での患者数発生の報告と差異が出ないように、必要最低限の患者管理の情報を医療機関からの発生届書面に基づいて、保健所職員が入力してきていたのだった（第５波までは多少の時間差があっても、入力については、追い付けており支障を来してはいなかった）。

　令和４年３月上旬、第６波の真っ最中の時点で、国が医療機関による発生届の HER-SYS 入力率を確認した資料によると、全国平均の入力率は67％とのことであった。

　本自治体では、医療機関同士の連携も可能にした患者情報システムを独自に立ち上げ、令和３年度に入ってから、改修を重ねながら、運用し始めたと記憶している。

　リアルタイムでの医療機関同士での患者情報の共有、転院が必要になる時などは、特に当システムの威力を発揮してきたと思われ、患者本位の医療サービスにつながるシステムと言っても過言ではなく、現在も当システムで患者の管理を行っている。

「HER-SYS」は、My HER-SYS としての機能等更新を重ねて充実させ、患者自身で体調管理ができるように、患者自身が体温やパルスの情報等を入力するようにしたことで、保健所が実施する健康観察は省くことができた。保健所も患者 ID の入力で健康状態を確認できるということ、さらに、健康観察期間の終了後には療養証明書の提示もできるなど、やはり、優れものであった。

　当自治体でも、令和４年１月後半から独自のシステムに問診用の ID を設定し、患者に当該 ID を付与し、自身で健康観察が行える場合には、患者に確認しながら協力を促し、スマホで入力してもらえるように、疫学調査の連絡時に依頼していくようにするのだった。

　ただ、なかなか、自身で入力可能となるように、運用が定着するまでには時間がかかり、さらに、入力に協力すると話されていた患者が、入力をされていないことに気づき、「体調が急変したのか？　何かあったのか？」と、慌てて確認の電話を要したことも少なからずあった（問診システムには、その後、入力していない自宅療養患者にはリマインドメールを自動的に送信できる機能を付加し、対処していった）。

　後で、再度記載するが、当自治体のシステムに療養証明書の機能を付与するようになるのは令和4年度に入ってからであった。

　当自治体の職員でありながら非常に言いにくいことを言えば、なるべく患者本位でと立ち上げた当該システムではあるが、もともと、当初の段階で模索して立ち上げる時に、第6波や第7波を予測し、1日最大で2,000人以上もの新規患者が発生することなど、絶対に考えられなかったと思う。

　患者の全数把握体制を見直し、令和4年10月現在の取り扱い、重症化リスクの高い患者のみの発生届出を保健所に提出する体制に変わったことで、各保健所単位で管理する患者の対象者が絞られたことから、当該システムは、現在も支障なく継続して稼働している。

　事実、入力が追い付いている状態では、この上ない機能を発揮できるシステムであり、当自治体にとっては、欠かせないアイテムである。

　全国的には第6波の始まりが令和4年1月からではあったが、先にも触れたが、令和3年12月から隣の管内の保健所（A保健所）で、クリスマス頃から患者が大幅に増え始めていたことを紹介した。その

後、令和4年1月に入ると、筆者の勤務する当医療圏、当保健所においても、成人式後のクラスター発生などA保健所と同等に、患者がドカッと増え、全自治体内の保健所はコロナ対応一色となっていった。

　あまり、表には出さないが、筆者の自治体への旅費申請で必要となる、高速道路使用で提出した1月の報告書を参考掲載する。元旦と2日が当番から外れ、特に呼び出されず、唯一幸運だったことを除き、いかに業務がひっ迫していたかが見てとれると思う。
　また事務次長（人事管理者）も筆者と同等に毎日、休日も殆どないまま勤務せざるを得ない状況で、業務の調整、補助、加勢にあたったのだった。

　私見ではあるが、「事務次長」が動くか、動かないかでは、組織全体の士気に大きく影響する。「ワンチーム」で動かないといけない場面を認識され、事務次長が率先して動かれることで、職場全体で「危機管理」に対応している一体感が生まれる。事務次長の行動を通じて、その雰囲気は絶対に大切であると思った。

　コロナパンデミック対応は、自治体全体に課せられた「地域住民のための緊急用務」であり、決して保健所のみ、特に感染症担当課だけの業務ではないことは、何度もお話してきたとおりである。

　感染者が増える時の感染症の担当課職員の時間外勤務の状況は凄まじく、月200時間を超える職員がザラにいた（もちろん産業医による職員のフォロー体制は、一応とられている）。
　筆者は管理職であるため、平日の時間外勤務はカウントされない。しかし、休日の時間外はカウントされ、それだけでも月100時間を超えたことは言うまでもなかった。

　令和4年1月から3月までの小さなエピソードのうち、薬剤師に

令和 4 年 1 月				所属コード	XXXXX	所属	●●保健所		
				職員番号	ZZZZZ	職員氏名	＜筆者＞		
						要勤務日数	19		
日	曜	往路	復路	事由	往路	復路	事由	出勤時間	退庁時間
1	祝								
2	祝								
3	祝	○	×	帰路は▲▼ICまで		×	コロナ対応	11:40	18:50
4		○	○			○	コロナ対応	8:25	0:20
5		○	○			○	コロナ対応	8:25	22:00
6		×	○	朝検査機関寄り		○	コロナ対応	8:25	22:00
7		○	○			○	コロナ対応	8:25	0:20
8	土	○	×	帰路は▲▼ICまで		×	コロナ対応	9:30	0:30
9	日	○	×	●●宿泊		×	コロナ対応	8:40	1:00
10	祝	×	○		×	○	コロナ対応	8:30	0:00
11		○	○	朝2時間年休	○	○	コロナ対応	10:30	23:20
12		○	×	●●宿泊		×	コロナ対応	8:25	0:30
13		×	○		×	○	コロナ対応	8:25	0:30
14		○	○	朝1時間年休		○	コロナ対応	8:50	0:30
15	土	×	×	AMワクチン接種	○	×	コロナ対応	13:30	23:00
16	日	×	○	●●宿泊	×	○	コロナ対応	8:30	0:00
17		○	○	朝1時間年休		○	コロナ対応	8:45	23:00
18		○	○			○	コロナ対応	8:25	22:40
19		○	×	朝1h年休 ●●宿泊	×	コロナ対応		8:45	0:00
20		×	○		×	○	コロナ対応	8:25	22:30
21		○	×	朝1h年休 ●●宿泊	×	コロナ対応		8:35	0:00
22	土	×	○		×	○	コロナ対応	8:40	23:30
23	日	○	○			○	コロナ対応	8:40	21:00
24		○	○			○	コロナ対応	8:25	23:00
25		○	○			○	コロナ対応	8:25	23:00
26		○	○	朝1時間年休		○	コロナ対応	8:40	23:15
27		○	○			○	コロナ対応	8:25	22:00
28		○	○			○	コロナ対応	8:25	0:00
29	土	○	○			○	コロナ対応	8:30	22:50
30	日	○	○			○	コロナ対応	8:30	22:00
31		○	○	朝1時間年休		○	コロナ対応	8:25	22:10
計		22	22		2	22			

特 例 措 置 適 用		所 属 長 確 認 欄		
有 ・ 無		職名 センター所長 氏名 ◆◆ ◆◆ 印		
認定区間	▲▲IC－ ●● IC	普通自動車 ・ 軽自動車	平日朝夕割引後の料金	

とって特筆すべき事例があったので紹介する。内容的には、コロナ以外の発熱等、一般の解熱剤使用で、良くない事、とはいえ、自身の持っている薬を身内等第3者に飲ませる、世間で「あるある」的な事例となるようなものである。しかしながら、まだ副作用等データ収集が重視される段階の薬となる当新型コロナの新たな経口治療薬については、投与される患者も、処方する医師の先生方にも、もっと慎重な対応をしていただきたかった、というような事例であった。詳細は以下のとおり。

　令和3年12月下旬、「ラゲブリオ」（一般名：モルヌピラビル）の特例承認が下りた。
　新型コロナで初めての経口治療薬として、期待されたところだったが、やはり「特例承認」ということで、国の管理で一般流通とはならない体制、処方する医療機関にも登録が必要となるなど、慎重を期するハードルが設けられた形となったものだった。

　投与を受ける治療対象者も18歳以上、妊婦ではないこと、重症化リスクを少なくとも一つ有していること（61歳以上、癌、慢性腎臓病、慢性閉塞性肺疾患、糖尿病等）の制約もあるなど、単純に一般薬を処方して使用する流れとは違い、さらに登録した医療機関でなければ処方もできない、とあって、当初の使用状況は非常に慎重で、使用例も少なかった。

　不適正な事例は、当管内のA医院において、新型コロナウイルス感染症で自宅療養している自身のかかりつけの患者からラゲブリオを服用したいと希望されたことに始まる。
　しかし、希望された当日は、まだA医院が登録医療機関ではなかったため処方に至らなかった。
　翌日A医院は登録手続きを受け、ラゲブリオの処方が叶うようになったことで、登録薬局を通じて患者に配達することができた、とい

うものだった。ここまでは問題なかったが、かかりつけの患者は、実
は、希望当日（A医院処方の前日）に既に別の登録医療機関から処方
を受け、服用しており、A医院からの重複したラゲブリオについて
は、配達された当日、妻も家族内感染で新型コロナ患者になったこと
から、かかりつけの患者が自己判断で好都合として、勝手に妻に飲ま
せた、という事例だった。

　A医院が処方の際にかかりつけ患者に、状況確認等ができていれ
ば、重複的な投薬・配達をすることはなかったと思われた事例であ
り、ラゲブリオの適正使用の観点から、処方医への注意も必要となる
事例だったと思われた。

　筆者は、当該患者に対し、後日、保健所への来所の機会を利用でき
たので、「とにかく、A医院の医師に『既に別の医院で処方を受けた』
と伝え、そのまま返却すべきだった。ラゲブリオは、まだ、使えるよ
うになって、日も浅く慎重な投与が必要になる医薬品でもあり、勝手
な判断で家族に飲ませるのは絶対にダメである」旨注意し、思わず、
相当強い口調で伝えたのだった。

　なお、妻に飲ませた事実があったことで、その妻は、当時●●病院
に入院し、加療中であったため、治療方針に影響が及ぶこともあり、
筆者は●●病院の入院病棟に連絡し、当該情報を伝えて対応を施した
のだった。

　患者の妻は、ラゲブリオの服用については年齢的にも既往歴的にも
対象条件を満たしており、一応の使用自体に問題はなかったのだが、
非常にやるせない事例であった。

　さて、話を戻し、令和4年1月以降、全国的に第6波に見舞われ、

当保健所も影響を受ける中、本庁からリエゾン・マネジメント職員の派遣を受け、Ｂ保健所では、紹介してきたように、全職員体制でコロナ対応を行えるように役割分担が定着した様相となっていた。

　令和４年２月、第６波の勢いが１月と比較して弱まりつつも、依然として新規患者の発生は、ゼロになることはなかった。感染症担当課職員の他、それぞれの役割を担当する保健所職員、看護協会から派遣された看護師による、減りそうで減らない自宅療養者の健康観察等を行う毎日が続いたのだった。

　そのような２月の下旬に差し掛かる頃、Ｂ保健所は、管内にある介護医療院を伴う500床以上の大きなＸ病院におけるクラスター発生の対応を強いられることになっていく。

　おさらい的に書くと、当自治体では、一つの組織で新規の感染者が５人以上発生した場合に「クラスター」の発生として、管轄の保健所が本庁コロナ対策室に報告する。

　Ｂ保健所管内のそれぞれの病院では、感染症対策の強化に努め、自治体内で第１号患者が発生した令和２年３月当初から、外部からの、たとえ家族であっても入院患者への面会は、行わせないようにするなど徹底していたのだった。
（おそらく他の保健所管内も同様だったと思われる）
　クラスターが発生したＸ病院も例外なく同様に、感染症対策は徹底していたと思われるが、やはり、対策の限界、新型コロナウイルス感染症は、何度も言うように発症の２日前からウイルスをまき散らしてしまうことから、病院職員がその家族からの感染に気が付かないまま勤務に就き、療養者の看護や介護等に当たってしまうことは、残念ながら、どうしても避けられない状況であった。

　保健所は、クラスターが発生した組織や事業所に対する感染者の把握と管理に加え、さらなる感染者を増やさないようにするための対策を指導していくことになるが、何と言っても「病院」となれば対応は別格なものとなる。

　特にX病院は地元でも入院患者の大半が高齢者で占められている病院、疾患等を持つ高齢者は当然ながら免疫上の抵抗力も弱く、ましてや感染力の高いウイルスが持ち込まれてしまえば、感染者が一気に増えてしまうことは誰しもが予想の付くところであった。

　「さらなる感染者を増やさないための対策」のX病院への指導であるが、いかに新規の発生者を最小限度に食い止められるかに懸かってくるが、初動の対応、特に行政としての取り掛かりの対応に大きく左右されるものとなっていく。

　活躍はやはり、有能な担当保健師であった（ここでは行政薬剤師の出番は殆どなく、口を挟めるような場面も殆どない）。X病院から職員の新規感染者発生の報告を受けるのとほぼ同時に、これからの「初動」の計画を頭に描いたものと思われた。

　X病院への指導は、どうしても複数の目、他の保健師か看護師、看護師であれば、特に「感染管理認定看護師」の力が必要となる。「感染管理認定看護師」（以下「ICN」）とは、公益社団法人日本看護協会が認定する認定看護師の一つである。ICNとは、病院等医療機関の中で感染管理システム、体系化の構築を担い、院内感染を疫学的見地から正確に掌握し、組織の内外に関わるすべての職員に、包括的な感染対策をマネジメントできるように研修を積んだ「認定看護師」である、と聞いている。

　それぞれの病院では、ICNは1人以上配置されるように対応するこ

とが望ましいが、なかなか叶わないのが現状であり、また、仮に配置されていたとしても、経験や実績にも左右されることから、一律的にマネジメント機能が追い付いていかない医療機関が多いのではないだろうか。特に、防護服（PPE）の着脱の徹底、管理手法の統一的な徹底を図ることは難しいようである。

　担当保健師は、X病院の規模、入院患者数や高齢者の占める割合などの状況を総合的に判断し、保健所保健師のみで指導を行うことは、はじめから不完全になると予測した。また、本庁コロナ対策室において、これまでの病院クラスター対応の教訓に基づいて準備したICN派遣制度を活用できるように保健所長に方針を伝えて協議を行い、管内にある複数の病院の看護師長等、交流のあるICNに連絡し、一緒にクラスター施設を回るための調整を図っていくのであった。

　何度も書いているが、保健所としては、医療機関の医師が新型コロナウイルス感染症患者として診断し、提出した発生届を受領することで、初めて行政としての対応がスタートする。

　X病院の職員の1名が感染した旨の保健所への連絡は、院内の抗原検査（定性簡易検査含む）で陽性となり、医師が患者確定と判断した時点で、電話やFAXで知らされてくるが、その連絡や報告は、どうしても夕方以降と遅くなってしまうものである。
　また、接触者のPCR等行政検査は、接触の範囲を確認することなどから、当日の検査とはならず、あくる日以降にずれ込んでくることになる。

　保健所が患者発生の連絡を受けるときは、少なくとも、その前日に症状が出ていたと予測され、その感染した職員が接したすべての患者が、疫学調査・健康観察の対象、濃厚接触者となるわけである。そのため、保健所としては、一日も早く、X病院内の感染状況を把握し、

起こりうる感染の規模、これからの指導体制を固めていかなければならない。

　話が若干戻るが、担当保健師は、まさに X 病院の職員発生の報告連絡と同時に、管内の他の病院の ICN と調整の算段を付けて連絡し、そのあくる日に、X 病院を回ることができたのである。しかも、病院のラウンドは、月曜日であった。

　ここで特筆すべきは、前日、日曜日の夜間に、他の病院の ICN と連絡をとり、月曜日に即一緒に回る調整を図れる担当保健師の人脈が優れていることである。平素からの繋がり、コミュニケーション機能を如何なく発揮できていた様子がしっかりと窺えたのであった。

　さて、X 病院の規模、さすがに特定されてしまうことから図面の掲載はできない。多くの病院では病棟を紹介する時は、東西南北と階数、例えば「南 1 病棟」、「北 2 病棟」等で表記される。
　ここでは、方位の東西南北を ABCD 大文字表記で、階数をabcdwxyz 小文字表記で示していくこととする。

　X 病院の病棟は方位 A と B の二つに分かれ、階数はそれぞれ地上 3 階以上、二つの棟はさらに二つに分岐しているため区別する場合には①②を付していく。

　以下、クラスター対策介入 ICN レポートから、表現を一部変えながら修正し、抜粋して状況を紹介する。

　　2 月中下旬の土曜日に X 病院の入院患者等と接触する職員が発症、検査の陽性を受けて濃厚接触者の洗い出しと有症状者の抗原検査（院内抗原定性検査）を実施、本日、月曜日、Bx ①病棟の有症状者が陽性となったことから、Bx ①と Bx ②の入院患者全

員（50人強？）に抗原定性検査を実施。結果、合わせて3名の患者が陽性となった。

　　また、別の病棟（By①）に勤務している有症状の看護師が陽性となった。

　　陽性となった入院患者は、症状に応じて、コロナ入院患者受入れ医療機関への搬送を視野に入れ、搬送までの間は院内の休床病棟（Ab）を使用して「コロナ患者専用病棟」の運用を行う。

　　ラウンド実施中、新たにBz①②病棟の入院患者からそれぞれ違う部屋で3名が抗原陽性となる。

このように、事態は刻々と変化していた。

　担当保健師とICNはラウンド後、コロナ陽性者のみをAb病棟で対応、患者の発生したBxとBy病棟は閉鎖（移動を禁止）とし、部屋移動も行わないようにするなど病院長、看護師長及び事務長も含めて協議をした。

　Ab病棟のゾーニング（感染対策エリアの区分け）では、患者病室と廊下をレッドエリア、ナースステーションをクリーンエリア、イエローゾーンは、廊下の一部、ナースステーションの出入り口に当たる部分でPPEを脱ぐエリアに、並びにエレベーターホールからAb病棟に通じる病室直前のエリアに設ける位置付けで対応するように助言、指導したのだった。

　翌日の火曜日、新たにBx①で1名、Byで4名の職員が陽性となる。

　水曜日には、患者の接触者、濃厚接触者から検体採取した行政検査の結果が告げられることになる。覚悟はしていたものの、筆者としてもショックは隠せなかった。

　Bx、Bz（検体総数：患者・職員で150名弱）の陽性者は、24名だった。

　さらに、有症状者への院内での抗原定性検査で新たに5名が陽性者となった。

　Bx・Bz病棟は、クラスター発生場所として、勤務者は全員濃厚接触者扱いとし、保健所としては、毎日就業前に抗原定性検査（5日間）を行うように指導した。

　Bx病棟では1日で20名弱の患者が発生したことで、今後の感染者の増加や暴露リスクを考慮して、病棟内の半分弱をコロナ感染者のいる病室として、レッドゾーンとして使用し、残り半分強を非感染者（濃厚接触者）と併せて看ていくようにし、Ab病棟ではBx病棟以外の新規発生者を受け入れていく方向とした。

　PPEの脱着を行う場所は病棟病室の廊下で、イエローゾーンとして、装着と脱着をパーテーションで区画する工夫を施して対処した（Bx・Bz病棟で統一）。

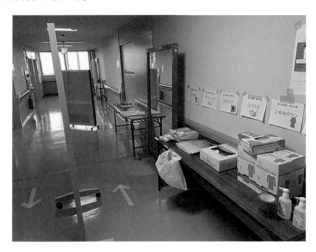

　写真は、病棟廊下のPPEを装着するイエローゾーンとするエリアである。

写ってはいないが、写真の手前側にナースステーションがあり、廊下の右側でPPEを装着し、鏡で装着状況を確認して、レッドゾーン（感染患者の病室エリア）に入る体制を敷いている。

　廊下の中央にパーテーションを置き、廊下の床には、動線矢印を黄色のビニールテープで貼り付け、職員が一方向対応できるように施されているものである。

　ただ、ここで大切なのは、内部外部を問わず、対処される医療や介護、事務、清掃のスタッフ全員がゾーン管理体制を把握していること、レッドゾーンに入らなければならない職員間ではPPEの着脱手法について、支障なく情報共有されていることが求められる。

　X病院では、医師である病院の理事長、院長が率先して強いリーダーシップをとり、自らが感染防御の重要性について職員スタッフを集めて説明を行い、PPE脱着の映像を、職員がもれなく確認できるように調整するなど、迅速かつ俊敏な行動をされたと聞いている。

　それらの行動を伴いつつ、木曜日にBx棟の入院患者から5名、さらに新たにAc棟の入院患者から4名発生したが、迅速にBx病棟と同様のゾーニングを行って対処していく。

　保健所と管内病院のICNとで月曜日からラウンドしたことで、いち早く病院内の緊張が高まり、対処のパターンを病院なりに理解し、感染対策を早期に施す体制が確立していくことができていったと考えられた。

　というのも、結果から述べれば、3日目にラウンドした水曜日に確認された新規感染者、陽性者数（24名＋5名＝）29名が最大数であった。

　患者が発生した病棟は「閉鎖（移動を禁止）」と言葉では簡単に書

けるが、殆どの患者が高齢者で、さらに理解度も高くないものと思われる。病棟看護師等による患者指導は、相当苦慮されたものと推察できる。

　その中で、2月末までにBx、Bzの二つの病棟で発生した新規患者数は44名、Ac病棟で14名、計58名であり、木曜日以降の感染管理対策後の新規発生者数は、日平均した場合には10名以下に抑えられ、不幸中の幸いとして、爆発的な発生が起こることはなかったのである。

　また、さらに、3月に入れば、2日と6日には、新規患者の発生がゼロになるなど、上旬10日までは、最大でも5名以下となり、目に見えて確実に新規の発生は少なくなっていった。

　最終の患者は、Bp病棟の職員の1名で3月17日に有症状で陽性確認された。

　疫学調査で6日前の3月11日に（患者の？）荷物整理に携わっていたらしく、5日程度の無症状期間を経ての発生となったようである。

　なお、介護入所者や入院患者の最終の発症者は、Bx病棟で3月10日、Bz病棟等で3月12日であった。

　病院クラスター収束判断の目安は、最終の患者が軽快し、発症日から7日の健康観察期間を経て支障がなければ行動制限の解除可能と判断でき、病院の責任者が収束宣言をする流れとなる。

　X病院は、最後となった患者、17日に発生したBp病棟の職員の健康観察終了を待って、3月24日に収束宣言を行った。

　ただ、武漢の新規発生から2年以上経過しているにもかかわらず、コロナ入院患者の治療は、このX病院に限らず、解熱剤等の対症療法が中心であり、体力維持の回復待ち、経過観察が主流であった。当

時としては、一応、数カ月前に特例承認された重症化防止薬とされる「ゼビュディ点滴静注液」も用意されていたが、決して特効薬的なものではなかったため、重症化が予測される場合には、X病院としては、保健所及び本庁コロナ対策室と調整して、最悪の事態に備え、転院させる対処をとっていた。

　元々、大半が高齢者で占められている病院と紹介したとおり、通常でも管理が大変な中で、コロナ入院患者の対応を行わなければならないこと、さらに病院内のスタッフも少なからずコロナに感染して欠勤者が増える中であって、医師や看護師、介護士も含め、X病院のスタッフのみではマンパワー的に、当然足りない状況であった。

　X病院の理事長医師は、病院内部の感染対策を遂行指導の中心になる他、地元医療圏、自治体内の病院の他、自身の出身大学や関係者の伝手も駆使しながら、応援医師補充のための調整に奔走した。

　保健所としても管内の医師会長や基幹病院を回り、休日や夜間に協力可能な医師を求めた。

　本庁コロナ室では、B保健所管内で応援可能となる近隣のA保健所やC保健所管内の病院と調整し、A保健所管内の地方自治体が経営する病院や本自治体の総合医療センターの感染管理に造詣の深い医師（ICD）を派遣できるように、クラスター病院支援のための調整を図ったのだった。

　さらに、本庁担当課では、自治体の看護協会からも地元の看護師を派遣できるように調整を図り、延べで数十名の協力が得られ、X病院として2月末から3月の上旬までの過酷な業務運営の日々をなんとか乗り越えていったのである。

　最終結果として、X病院のクラスター発生から収束に至るまでの日数は31日、コロナの陽性者は介護入所者及び入院患者とで81名、病院職員25名、合計106名であった。

　X病院でICNと数回にわたってラウンド、病院指導に当たった担当保健師は、このクラスター対応の発生状況を本庁コロナ室に報告する際のまとめとして、「感染が広がると収束までに時間を要するため、患者の早期診断と隔離、日ごろからの感染対策が重要であり、感染防御にあたっては、強いリーダーシップと早期の専門職の介入、関係者同士の情報共有も重要と考える」と総括している。

　他の保健所管内では、500床以上の病院でクラスターの発生は既に数件発生していたが、B保健所の担当保健師が日々の感染状況や感染者の細かな情報をまとめ、本庁コロナ対策室や担当課と共有を図ることで、保健所長としても他地域のICDの意見も取り入れやすく、指示や指導も支障なくかつ的確に行えたものと考えられる。

　X病院側もクラスター発生から約10日後、3月以降は囲われた施設内で完璧な感染回避が難しい中でも、感染者がゼロの日もあったことで、感染の拡大を最小限に抑えていく組織対応ができたものと評価されたのではないだろうか。

　加えて、X病院では、その後、このクラスター対応時の資材や人員の不足から、行政や他の医療機関、看護協会、社会福祉施設からの応援や助言をいただいた恩返しができるようにと、この貴重な負の経験を活かし、他の医療機関でクラスターが発生した場合等、X病院の一部を利用できるようにする施設支援、看護師や医療スタッフ等の派遣体制の整備、人材支援の協力等、地域医療圏内外で貢献できるように尽力されているとの情報を受けている。

　このX病院のクラスターが収束した3月下旬になっても、B保健所

管内では、1日数十人程度の新規患者の発生が続き、患者発生がゼロにならない毎日を繰り返していた。

　そのような中で、令和3年の年度末を迎えることになる。

　筆者は、あと1年で定年退職となることで、自分勝手な判断で転勤はないものと思っていたが……異動となった。

　なんと異動先は、隣のA保健所だった。役職も同じ技術次長であった。

　筆者は、A保健所は自治体全体での保健師の間では、保健師の数が現在のB保健所よりも数名多く、業務のフットワークはその分良いと聞かされながら、令和4年4月を迎え、新天地の勤務先に移っていったのである（A保健所は、筆者自宅からB保健所よりも、さらに遠いのだった……）。

　新天地A保健所への異動、新型コロナウイルス感染症への対応は、令和元年12月末当初から令和4年4月現在まで、2年と3カ月が経過することになる。

　改めて当初の患者対応で変わったことを雑駁に列挙すると、

- コロナ患者の健康観察期間が14日から10日間に短縮、無症状者についても7日間となった（現在は10日から7日間対応、但し入院患者は10日、無症状者の7日は変わらず）。
- PCR検査は自治体試験検査機関しかできなかったものが、民間にも行政検査委託が可能となり、自治体本庁と調整して数社に依頼できるようになった。
- 新規患者の対応は入院のみから、入院・宿泊入所の2択を経て、入院・宿泊入所・自宅療養の3択へと至っている。
- 積極的疫学調査では、濃厚接触者の範囲を家族中心に狭め、保

健所が患者に行動歴の詳細を確認する体制から、患者自身に濃厚接触者となる者に連絡してもらい、対象者となる者自身に行政検査（PCR 等検査）を受けるか、受けないかを委ねるようにシフトさせた。

　また、令和4年4月下旬から濃厚接触者となる家族の PCR 検査について、ドライブスルー方式で保健所長が対象者から鼻咽頭ぬぐい液を採取していた手法を、唾液キットを渡すのみの対応に切り替えた。対象者自らが検体採取し、自ら検体を民間の検査機関に郵送していく体制を敷き、保健所業務の負担を少なくしていったのだった。

　A保健所は、筆者が2年間過ごしたB保健所と異なり、先にも述べたが、保健師の数が違い、保健師の数が多い分フットワークが良いと言われていたとおり、第6波が少なくなってきていたことも重なり、業務に若干の余裕的なものも感じとれたのだった。

　総務や生活環境関係課の職員は、患者や検体の搬送対応が中心となり、当然、搬送であれば、最後の消毒、いつでも次の搬送に出られるための準備まで、しっかりと心得ていた。
　ただ、疫学調査や健康観察などで感染症の担当課以外の職員が患者に直接電話するような事務までは行っておらず、さらに入院患者台帳や、HER-SYS や自治体独自のシステムに入る ID やパスワードも聞かされていない様子であった。
　B保健所では生活環境関係課も患者搬送のみならず、データ入力作業の実施についても、班体制の中、フル回転で加勢していた。

▪ A保健所とB保健所の保健師数等の比較
　感染症の担当課の2班体制は同じ
　　A保健所　保健師　10名
　　　　　　　保健師以外　4名

　　　　　　会計年度職員　　５名
　　　　　　看護協会派遣看護師等　　３〜５名
　　Ｂ保健所　保健師　　６名
　　　　　　保健師以外　　３名
　　　　　　会計年度職員　　２名
　　　　　　看護協会派遣看護師等　　２〜３名

　管内人口も異なるが、保健師で４名の差は大きい。
　さらにＢ保健所は、年度途中から保健師１名が病休を取るという手痛い状況となっていた。

　Ａ保健所では、第６波の対応で、総務担当職員が一部 HER-SYS や自治体システムの入力で事務作業を加勢していた以外は、事務体制は、感染症の担当課と自治体本庁からの派遣応援職員で賄えていたことになる。Ｂ保健所のような総動員の体制とは若干異なっていた。

　また、話が少しずれるが、管内人口を含めて比較はしにくいが、Ａ保健所の医療体制はＢ保健所より恵まれているように思えた。
　Ａ保健所には、近隣に二つの大きな総合病院があり、休日夜間も含めて診療体制が確立していたことや、管内の二つの医師会もコロナ患者の診療について、過分なく協力的なこと、さらには地元薬剤師会も保健所の感染症の担当課と健康増進分野で協議する際に「コロナで何かできることはないか」と常に積極的に補助可能な旨を話してくれていた、とのことだった。
（地元薬剤師会には、その後、第７波において、在宅で治療薬のラゲブリオ投薬を伴う患者の健康観察を行ってもらうように協力を依頼し、補助していただいたとのことだった）

　加えてＡ保健所に着任してありがたかったのは、会計年度職員（臨時職員）のうち２名が車両の運転専属で配備されていたことだった。

　もちろん、車両使用後の消毒作業も支障なくこなし、搬送が無いとき
には自発的に次に必要となる準備、例えば入院入所患者に渡す手引き
等資料を予め個別準備したり、消毒用アルコールを容器に補充した
り、現場用のマスクや手袋を忘れずに補充したり、必要必須となる作
業を欠かさず準備してくれており、相当貴重な戦力となっていた。

　B保健所には専属運転手はなく、事務次長も実務作業として運転
や消毒を担当し、PCR検査の検体採取の際の車両誘導に加わるなど、
フル回転で対応していた。先にも示したが、1月3日から3月上旬ま
では、筆者も事務次長も同様に時間単位の休みは取れても1日単位で
休める日はなかったと記憶している。

　また、A保健所の第6波の発生が本自治体の中では始まりが早かっ
たこともあり、患者数の発生も当然B保健所よりも多く、国の患者管
理システムHER-SYSや自治体システムへの患者の発生届や疫学調査
に基づく基礎情報の入力自体に手間取り、所内の感染症担当課や限ら
れた職員のみの人数では、相当難儀していた様子だった。

　そこで、自治体本庁では当該業務を外郭団体に委託する体制を敷
き、4月から地元在住者で構成する派遣職員が勤務し、当該業務の入
力作業を行ってもらえるように準備をすすめていたのであった。

　さらに、B保健所時代、自治体本庁からリエゾン・マネジメント職
員が派遣されていたが、A保健所でも4月当初から他部局全3名の職
員が10日交代で1名ずつ勤務されるということで、非常に心強かっ
た。

　また、さらに加えて、パソコン世代の若手職員、自治体出先の税
務、土木、農林部局の新規採用2年目の職員を1カ月単位で派遣して
もらえるように自治体本庁と人事課サイドが動き、保健所の事務次長
と調整し、特に入院台帳等のデータ整理、通知文書の作成、印字、文

書の発送業務の補助要員として就いてもらっていたのだった（前年度からの継続だった）。

　筆者は、B保健所時代とは役職が同じでも、対応人員等、置かれている状況や条件が異なってきているところから、今度は、全体的に眺めて問題点を探る業務を行うようにし、派遣されるリエゾン・マネジメント職員とも協議をしながら、感染症担当課以外のA保健所職員のコロナ対応、疫学調査や事務の補助にもっと参画できるように調整していく必要があった。

　A保健所での令和4年4月は、第6波、いわゆるBA.1〜3がダラダラと長引くスタイルで、新規感染者がゼロとなった日は全くなかったと記憶している。

　A保健所では、B保健所と同じように、第6波では、第5波で経験した以上の患者が発生したことで、必須となる通知文書が追い付けない状況とはなったが、若干？発送が遅れても、患者には申し訳ないが、なんとか苦情は来ない、支障のない範囲で対応できていたようである。

　A保健所は、B保健所よりも管内人口が多く、患者も多かったとのことで、次（第7波）の発生にも備えていく必要があった。というのも、また、後でも記載するが、生活環境担当課では、事務処理的な作業は行っていなかったことなど、保健所全体での対応ができるように、いろいろと画策して、全職員に対処を求めていくようにしなければならなかった。

　B保健所勤務時、令和4年3月までの期間となるが、全ての患者に感染症法上の文書を発送していたことで、目立った問い合わせは少なかったが、2月の下旬頃から、少しずつ「療養証明書」が欲しいとの

相談電話が増えていくようになっていた。

　これは、コロナ患者のうち、任意で医療保険に加入されている方は補償を受けられる、という理由からだった。

　新型コロナウイルス感染症は、感染症法上の２類相当の扱いであり、たとえ無症状でも就業制限がかかることで、自宅療養者患者も入院患者と同等に補償されることになっていたようだ。

　保険申請には、自治体保健所が発行する書面が、効力のある証明書として必要とされることになるため、対象者としては、お金の話となるから、人情的にも「保健所よ、早くくれ！」ということになる。

　保険加入者は、転ばぬ先の杖を太くする、自身を守る意味からそれなりに多く存在しており、患者の母数が増えれば、増えた割合に応じて、そのような相談が、この先、確実に増えてくることが予想された。ましてやA保健所の管内人口はB保健所の２倍近くあった。

　そのようなことも含め、全国的な対応にも目を向け、筆者がネット記事から情報をとってみると、令和４年３月、第６波の煽りを受け、全国的に新型コロナ患者全員に対する、就業制限の実施と解除の文書による通知については、希望される方のみの「申請制」にして、限定して発行する体制とする自治体が増えてきていたのであった。

　本自治体でもその流れにあやかれないものかと、筆者は自治体本庁のコロナ室に４月中旬に提言のつもりで話をすると、既に検討段階に入っており、近々変えていく準備をしていたことを確認できたのであった。

　本自治体では、もともと感染症法に規定する感染症が発生し、医療機関から届出を受け、消毒や入院が必要となる場合には、一連の法に基づく事務処理要領に基づき、文書による通知を行うことを規定していたが、あまりにも発生患者数が多く、文書による患者通知でも、法で規定されていない内容は見直すようにした。

特に、「消毒等の実施」、「感染を防止するための協力」は法的に必要な指導にはなるが、公文書で通知するまでもなく、他で作成された「自宅療養のしおり」等、感染者に配布される書面で賄えることもあり、省く方向となった。

　しかし、入院患者に対する、応急入院、本入院、入院の延長、退院については、感染症法と自治体独自の事務処理要領に基づき、書面による通知を実施し、保健所長の有印公文書としての発行を継続している。

　令和4年4月は、全国的にも（第6波となった）新規患者の発生も減少しつつあった状況から、「ウイズコロナ」の言葉も少しずつ大きくなり、世間では明るい兆しも見えてくる、そのような雰囲気にもなっていた。

　しかし、A保健所では、先にも述べたが、新規患者がゼロになることはなく、感染症の担当課では、筆者が見る限り、恒常的な多忙さもある中、落ち着かない日々が続いていた。

　筆者は、B保健所とは条件が異なることから、まず、直接、感染症の担当課の保健師から現状の問題点を聞き出すこととした。

　令和4年4月12日に確認した内容を列挙すると、B保健所時代とは異なった問題点が集まった。

①新規の患者対応がどうしても夕方以降に集中すること
　医療機関からの抗原定性等陽性連絡が夕方以降（発熱患者は一番最後に回されている）。
　一人暮らし、自営業夫婦で広がりのない事例はないが……、小学生や高齢者の新規患者が増え、その患者で施設利用者が多く、濃厚接触者を拾う必要があり、施設から名簿をもらって接触者の検

　査を外部の検査機関に依頼する作業が嵩んでいること（外部検査
　機関用の依頼書に転記する作業になり、提出にも時間制限あり）。

②患者の自治体システム上の「問診システム」の未入力者チェック
　に手間取ること
　電話で、個別に作業依頼している（4月中旬以降のSMSからID
　番号が伝えられるようになることに期待）。

③患者の自治体システムでの入力間違いチェックに手間取ること
　解除日が間違っていて、患者に不利益が生じる可能性ありの事例
　多し（前日が解除日だった例が昨日2件あり）。

④感染症審査協議会準備の対応に手間取ること
　感染者について就業制限をかけたものには全員が審査の対象にな
　るのでその調査書や資料作成の事務が手間取っている（審査協議
　会は月1回でも……）。
　協議会長承認が、月、水、金の週3回対応が必要となり、書類作
　成が超手間（機械的な作業であり、外郭団体にお願いできないも
　のかどうか）。

⑤入院となった患者の保険請求関連事務が滞っていること
　入院患者の公費負担申請事務が4月1日以降、対応できていない
　ため、精神的な負担が発生している。これも、感染症の担当課職
　員以外で対応できないか。

⑥施設利用者の濃厚接触者検査対応の準備に手間取っていること
　調査の実施依頼書等は応援職員作成も事前準備の袋詰め作業が手
　間取る（その他、就業制限等の文書発送の事務について、新採2
　年目の応援職員？　が一人で？　遅くまで封筒詰め？　対応して
　いる様子が見受けられ、気になっている）。

細かな、具体的な内容となったが、六つの問題点をとりまとめた。

　①は医療機関対応上、夕方以降に保健所の業務が立て込むことで、所全体で業務を分散化してカバーしていくことが必要になってくる。

　②は看護協会職員の方々に引き続き対応をお願いし、未入力者がさらに増えるようであれば保健所職員も対応できるように業務の分散化が必要になってくる。

　③④は外郭団体への指導監督が必要になる。

　⑤⑥は応援職員への管理監督と人手が必要であれば、保健所職員による人海戦術で賄うしかないが、リエゾン・マネジメント職員と協議のうえで、進めていくことになる。

　①〜⑥の内容は、筆者は、所長、事務次長、リエゾン・マネジメント職員とで情報を共有し、それぞれの対応策を考えることになった。

　４月から新たに加わった外郭団体の複数名の派遣職員が携わっていく業務は、これまでに感染症担当課職員や自治体本庁からの応援職員が補助していた、データ処理対応であった。

　具体的には、患者の基礎情報に関する台帳やHER-SYS等システムへの入力の他、コロナ対策室へのルーチン報告の資料の作成が挙げられた。

　自治体本庁としては、保健所の感染症担当課の業務負担の軽減と他部局職員の派遣を暫時減らしていけるように、外郭団体の派遣職員に主なデータ処理を任せたかったものと思われる。

　派遣職員は、皆、業務に対し真摯に向き合い、必死な様子は伝わってきていた。

　ただ、なかなか思うようには進まず、自治体のシステムに入力する作業では慣れ・不慣れも伴い、事務次長やリエゾン・マネジメント職員、さらには筆者も加わり、派遣職員に作業手法を教え込む場面も生じるなど、簡単には自治体本庁の思惑通りにはならなかった。

　習うより慣れ、一連の作業の手法を取得できるようになるまでには、誰でも同じである。
　新規の職員が軌道に乗るまでには数カ月は必要で、その間に派遣職員は入れ替わるような体制にもなっており、保健所職員が望む良い作業効率になるまでには、まだ、しばらくの時間が必要であった。

　やはり、B保健所とは異なる動きになることから、A保健所としての新たな調整が必要となった。
　A保健所では、先にも触れたが、B保健所より保健師が多いことや看護協会看護師等外郭団体の補助員等の活躍、マネジメント職員の活躍もあり、第6波までは、疫学調査や患者管理のためのシステムへの入力や自治体本庁への患者情報の報告等、患者対応の実務面は、感染症の担当課内で賄えていたのだった。
　生活環境担当課職員は、主に患者搬送業務の補助をしてきていたが、患者の母数がさらに増えた場合には、所内全体でコロナ業務に立ち向かっていけるように、所内全体で実務に携われるようにしていかなければならない。

　筆者は、B保健所と同様に、生活環境担当と総務担当職員に対し、コロナ患者と直接電話で話すような疫学調査等に加わってもらい、さらには本自治体独自のシステムにアクセスして、入力も行えるように、所内全体でコロナ業務に立ち向かえるようにしていく必要があった。
　一応、4月下旬頃には、所内職員のほぼ全員がシステムへの入力等が可能になった。
　患者の管理は、端的に、発生に伴う就業制限の開始から解除までとなる。保健所では、もっとも患者数の多い、自宅療養者の管理が煩雑化してきていた。
　途中の健康観察は、ほぼ看護協会の看護師が対応していたが、解除の連絡はルーチン化が可能なので、生活環境担当課職員で対応する流

れとなった。

　ルーチンの内容は、

- 自治体の患者管理システムにアクセスし、患者を検索、患者に電話連絡し、健康状態を確認し、体調に支障がなければ就業制限の解除を伝え、後日、保健所から就業制限の解除通知文書が届く旨を案内していく。
- 一連の電話対応を終えれば、システムに就業制限解除年月日、患者フォロー終了となるように入力し、システム上で患者の対応を終了する流れとなる。

　４月の新規患者の発生人数は、最大でも30人弱、当然、決して少なくはないものの、毎日発生が続く分、10日後に解除する人数も日々続いていくことになる。

　電話連絡して、発熱が継続している、夜中に咳が出て眠れない等、解除ができない重篤な症状のある患者は殆どなく、９割以上は解除に支障はなかった。
　Ｂ保健所の解除の時と同様に、深刻なケースは感染症の担当課と協議、場合によっては保健所長と協議し、ＣＴ撮影をされるよう医療機関への受診を促し、保健所職員が患者搬送、入院して治療を行っていく体制をいつでもとれるように準備はできていた。

　新規患者の増減を繰り返しながら、４月末から５月上旬のＧＷが過ぎていく。

　非常にもどかしいのは、とにかく患者発生数がゼロにならない。新規の患者の入院やホテル入所の搬送で動く日が絶えず続いたが、職員内の対応が逼迫するところまでには至らない。下げ止まりなのか、高

止まりとなっているのか、という状態が5月中旬頃まで続いたのだった。

　GWが過ぎ去り、5月下旬頃から、新規患者が増え、50人以上を超える日が続くようになる。

　患者搬送も日毎に多くなり、少しずつ他の職員の補助業務が逼迫しつつある中で、だんだんと感染症の担当課職員と看護協会看護師による新規患者の疫学調査も大変な状況となってきていたのであった。

　4月12日に確認していた「新規の患者対応がどうしても夕方以降に集中する」について、医療機関からの発生届を受理した後から、疫学調査を始められるようになる体制となることから、18時過ぎ頃から、患者への電話確認が立て込むことになる。

　5月下旬に70人弱、80人弱の発生が3日程度続き、保健師から「疫学調査」の業務を他の保健所職員で補助できないかと申し出があった。

　申し出当日に残っていた生活環境担当課長が、感染症の担当課職員から指示を受け、2名の職員を補充し新規患者の疫学調査を実施したのであった。

　筆者は傍観者的な立場になってしまったが、申し出は多量に発生した3日目であって、その後日から、また若干少ない20〜40人の日々が続き、業務を賄える状態として6月中旬まで過ぎていった。

　とにもかくにも、新規患者がそれ程減らないまま、コロナ業務が淡々と続いていくのであった。

　コロナの対応で、感染症の担当課にまだ少しでも余裕があるうちに、所内全体で疫学調査業務を補助できる体制を整備しておけるように、筆者は、事務次長やマネジメント職員とで協議し、現状分析したデータをもとに、対応計画を説明した。

　★を付して現状の問題点は四つ、その内、特に大きく○で囲った

当日（0日目）			当日～1日目	1日目～10日目	～10日目以降
患者の発生		疫学調査開始	搬送等調整		患者対応終了
医療機関 定性陽性 保健所 PCR等陽性	担当医師 保健所長 発生届 作成	自治体独自の患者シス入力と問シスID付与 HERSIS入力	入院 本庁コロナ室と調整 ホテル入所 本庁コロナ室と調整	搬送対応	上り下り 搬送対応	退院 退所
		入院・入所・自宅療養のトリアージ				
		★問診票の作成(ID付与・発熱時対応) 夕方以降の補助要望	自宅療養 パルス配送・食料配送 各手配の依頼	健康観察10日間 （無症状7日間）		★接触者リストを事務次長が作成 事務次長件日は技術次長等が作成 解除連絡
			●陽性患者入退院台帳入力 ・応急入院の勧告について ・就業制限の実施について ・消毒等の実施について 各種文書作成・郵送 ★発送文書の遅延解消へ 改善対応中	★応援職員さんの対応業務	●陽性患者入退院台帳入力 ・就業制限の解除について 文書作成・郵送 ★発送文書の遅延 改善対応中
		濃厚接触者（患者家族等）検査準備作業等 ●検査台帳作成 ・スピッツ管被験者氏名ラベル作成 ・一連配布のための袋詰め		★派遣職員さんへの対応（指示）が追いつかず、 マネージメント職員や両次長が業務を補助 ★本庁等応援職員さんの対応が過重なものとなり、 マネージメント職員が業務を応援補助	

コロナ対応の流れにおける現状の問題箇所

「夕方以降の補助要望」に所全体で応えられるように、準備に入る運びとなった。

　補助にあたる人員が多いほどありがたくても、電話回線の本数に悲しき限界があった。
　感染症担当課以外の電話回線では、５本程度の利用しかできないと聞かされた。
　一応、５人でローテーションを組んで、毎日の当番制にして対応して、やはり、電話なので、遅い時間はさける必要があり、20時までの残業体制で対応してもらうための計画を立てることとした。

　筆者は、少々の患者の聞き取りは問題なかったが、全く患者に電話をしたことのない職員に対し、いきなり「さー、やってくれ」とはなかなか言いにくく、やはり、マニュアルの準備、いわゆる「お膳立て」が必要となった。

　これまでに、自治体内の他の保健所でスタッフが作成した対応マニュアルを当保健所で使用できるように加除修正して作成し、生活環境担当課と総務担当課の職員に協力をお願いする回覧文を付けて、配布したのだった。

　回覧文と疫学調査のマニュアルは以下のとおりである。

　保健所のスタッフになったつもりで見ていただければ幸甚である。振り返れば、7月上旬に忌まわしい第7波が押し寄せて来るほぼ1週間前であった。

　○○保健所職員の皆様へ

　日々の通常業務大変お疲れ様です。

　さて、○○管内の新型コロナ感染症対応ですが、全国的に発生患者数が減少傾向にあるものの、○○管内では日々一定数の発生が継続し、ゼロになることはありません。

　現状、患者発生数はピーク時と比較すれば少ないですが、また、人の動きが活発になれば、患者発生数は確実に増え、12月〜2月、5月と同様に超多忙な対応業務が繰り返されることになります。

　そこで、これまでも所全体で、患者及び検体の搬送、データ入力等の業務を可能な範囲でカバーしてきたところですが、今後は、さらに1日のうち、特に夕方からの数時間、新規発生患者の対応が集中する繁忙時間帯の対応可能な業務を所全体（次長以下全員）で当番を選定して、5人で補助する体制を組むこととしました。

　つきましては、来週の7月4日㈪から別添の業務当番表（案）〈ここでは省略します〉のとおり稼働していくこととし、現在、夏休み・お盆前で、多少落ち着いている時期を利用し、本体制のお知らせ方、対応に備えての御準備（現行のマニュアル一読、感染症の担当課職員の疫学調査対応の様子

を見学等）をお願いします。

　業務内容は、

- 新規患者への電話による疫学調査又は電話一報による体調確認等（感染症の担当課主幹、課長から指示のあった患者に限る）
- 患者及び患者の家族からの問い合わせ電話の応対（簡単ではない要件は、本日中に保健師等感染症担当課職員が連絡をする旨、相手に伝える、など）
- その他、自治体システムや HER-SYS の入力など、感染症の担当課が必要とするコロナ補助業務

　新型コロナウイルス感染症の対応は、所全体でカバーする危機管理対応と同等な業務対応と考えていますので、どうか引き続き、皆様のお力添え、御協力の程よろしくお願いします。

〈対応マニュアル〉

疫学調査の手順（6 /30以降〜）

〇〇保健所

1　事前準備
　　→疫学調査票の感染経路情報、診断日、発症日、検査日、診断方法、住所氏名等の基本情報は発生届等から感染症の担当課職員が転記しておく

⑴　発生届の確認
　　- 「陽性者調査未ボックス（トレイ）」から「発生届」「疫学調査

票」がクリップ留めされているものを取り出す。接触者の場合
は関係者の疫学調査票のコピーも添付されている。

【医療機関の発生届】医療機関で陽性が判明。本人へは医師か
ら陽性告知済み。

【保健所の発生届】保健所が案内した検査（来所・配布・郵
送）で陽性が判明。

◦ 本人は陽性患者の同居家族（＝濃厚接触者）の場合がほとん
ど。来所型は、本人は陽性という事を知らないため、「検査
の結果、陽性であったこと」と最初に伝えること。配布・郵
送型は検査機関から「陽性」の通知済み。

⑵ 調査日
- 調査を実施した日を記入

⑶ 調査者名
- 調査を実施した者の名字を記入

⑷ 感染経路情報　※感染症担当課員が記載するが未記入の場合、
確認すること
- 感染経路が分からない場合、孤発にチェックを入れる。
- 接触者の場合は陽性者の氏名や関係性、クラスター名を記入。
- 届出医療機関名称又は保健所検査の該当するものに○を記入。

⑸ 診断日（以下のいずれか）※感染症担当課課員が記載するが未記
入の場合、確認すること
- 医療機関からの発生届が提出された日
- 保健所の PCR 検査の結果が出た日（配布型・送付型の場合は
HC が結果把握した日）

⑹ 発症日（以下のいずれか）※感染症担当課職員が記載するが未記

入の場合、確認すること
- 医療機関からの発生届に記載があればその日にちを記入
- 医療機関からの発生届に記載がない、または保健所の PCR 検査での判明の場合、以下の優先順位で記入（発生届や問診票に記載がなければ、その後の疫学調査で把握）
  ①37.5度以上の発熱があった日
  ②①でなければ症状が出始めた日
  ③①②でなければ（無症状）、検査を受けた日

(7) 検査日・検査方法・検体の種類　※感染症担当課職員が記載するが未記入の場合、確認すること
- 検査を実施した日を記入

(8) 陽性者の情報　※感染症担当課職員が記載するが未記入の場合、確認すること
- 名前、生年月日、年齢、性別、住所、国籍、電話番号、保護者等連絡先は発生届や関連する陽性者の疫学調査票から転記（不明なものはその後の疫学調査で把握）

(9) その他
- 関連する陽性者の疫学調査票から転記できる内容を転記（家族構成、基礎疾患、ワクチン接種歴等）

2　疫学調査実施（初動）

(1) 陽性者へ電話をかける（未成年の場合は保護者あて）
　　○○保健所の○○と申します。□□さん（陽性者）のお電話でお間違いないですか。

【医療機関から発生届が提出された場合】
　　本日●●クリニックより、□□さんが新型コロナウイルスに感

染されていたという連絡を受け、お電話いたしましたが、お間違いないでしょうか。

【郵送式（検査キットを配布し、自宅で自身で唾液を採取し、A社に郵送した場合）】

濃厚接触者として検査を受けられ、検査機関から「陽性」であるとの連絡が入っていらっしゃいますでしょうか。保健所にも検査機関から「陽性」の連絡がありましたのでご連絡させていただきました。

※他に検査を受けた家族がいれば、結果連絡が入っているか確認する（結果が同時に出ないこと、連絡が遅れる場合もあり注意を）

【ハイリスク施設等を対象とした行政検査陽性者の場合】（保健所／自治体検査機関／民間等）

検査のご協力をありがとうございました。結果は陽性でした。

（以下、共通）

大変驚かれているかとは思いますが、今後の□□さんの療養先や、感染予防のため濃厚接触者を把握する必要があるため、□□さんのことについてお尋ねしたいと思います。このまま、15〜20分程度お電話を続けたいのですが、よろしいでしょうか。

□□さんの体調が悪かったり、運転中などでご都合が悪かったりすれば、遠慮なくお知らせください。

(2) 個人情報の確認

▪ 名前や生年月日、住所や所在地などの情報について漢字などの間違いがないか確認

集合住宅の場合はアパート名、マンション名も確認。文書の送付先が住所と違う場合、余白等に記入しておく。

⑶ 家族構成の確認

　　同居されているご家族の構成についてお尋ねしてもよろしいで
　しょうか。□□さん含めて何名の方が、同居されていますか。
　　▪ 家族構成を確認後、家族図（ジェノグラム等）を記載

⑷ 職業や所属する学校・施設を確認

　【仕事をしている人と思われる場合】

　　　□□さんのご職業、お勤め先と連絡先を教えてください。
　　　（仕事をしている場合）最終出勤日はいつになりますか（最終
　　出勤日を記入）。

　【園児、小学生、中学生、高校生、大学生の場合】

　　　通学先の学校名とクラスを教えてください（職業欄に学校名、
　　クラスを記入）。
　　　部活やスポ少（サッカー、野球など）、習い事（スイミング、
　　塾など）はされていますか（していれば所属部、スポ少、習い
　　事は連絡先と代表者の名前を聞き取る）。
　　　最終登校日はいつになりますか（最終登校日を記入）。
　　　（スポ少や習い事をしている場合）最終参加日はいつになりま
　　すか（余白に記入）。

⑸ 生活習慣及び基礎疾患を確認

　　　□□さんの生活習慣や基礎疾患についてお尋ねします。
　　▪（女性の場合）失礼ですが、現在妊娠はされていますか？
　　▪ たばこは吸われますか？　または過去の喫煙歴はありますか？
　　　（喫煙者の場合何歳から１日何本喫煙するか確認）
　　▪ 現在治療中の病気（糖尿病や高血圧など）はありますか？（あ
　　　れば、病名や服薬状況を確認して記入）
　　▪ アレルギーはお持ちですか？（あれば、アレルギーの原因物質
　　　を記入）
　　▪ かかりつけのクリニックや病院はありますか？（あれば記入）

⑹ 身長、体重、ADLの確認

身長と体重について教えてください（ADLは自動計算される）。

日常生活に介助は必要ですか？

※明らかに自立していることが分かっていれば聞き取り不要

⑺ 症状の経過

それでは次に□□さんの症状についてお尋ねしますが、現在、熱などの症状がありますか？　それはいつからありますか？（経過の表に症状があるものに＋を記入）

症状が出始めた時、体温は何℃でしたか？（体温を記入）

（息苦しさを訴えられる場合）どういうときに息苦しさを感じますか？

　　→息苦しさが強い場合は、パルスオキシメーターを先に配布する可能性もあるため、保健所（感染症担当課の）職員に報告

※体温が37.5℃を超えた日があればその日を発症日とするため、体温は必ず確認

⑻ 新型コロナワクチン接種の有無の確認

新型コロナワクチンは接種されましたか？

- 接種あり：回数と接種日、ワクチンメーカーを確認（分からなければ空欄でOK）

⑼ 接触歴の確認

過去7日以内に複数人の集まり（会食やイベント等）への参加や身近な方で陽性者はありましたか？（あれば記載例を参考に記入）

⑽ 行動歴・接触歴の確認

- 症状を基に発症日を決定し、発症日3日前までの行動歴等を聞き取る

- 発症日の決定に迷う場合は、いったん電話を切り、感染症の担当課員へ情報共有を行い、協議して決定する

それでは、発症日の◇月◇日より以前の行動歴についてお尋ねいたします。

- マスクなしで1ｍ以内で15分以上お話しされた方はいますか？

　（いる）……名前を聞き取る。

- 一緒に食事をとられた方はいますか？

　（いる）……食事中にお話しされましたか？

　（した）……名前を聞き取る。

長時間にわたり、お話しありがとうございました。

(濃厚接触者にあたる人がいる場合、以下3、4の聞き取りを進めていく)

3　同居家族がいる場合の疫学調査

(1) 同居家族の情報収集

同居のご家族の方々は、マスクなしで過ごされていますよね？

　（マスク着用で食事も別など、接触が全くない家族がいれば濃厚接触者としない）

ご家族の方々は濃厚接触者となります。

現在、仕事や学校に行かれているご家族はすぐに帰ってくるようお伝えください。

　（仕事や学校に行っている家族がいれば、いったん電話を切り、連絡してもらう）

それではご家族のことについてお尋ねします。お名前と生年月日等について教えてください（接触者リストに沿って聞き取り）。

- 名前の漢字やよみがなは正確に確認する
- 勤務先や学校名、学年やクラス、最終出勤日（登校日）も把握

する
- 症状や基礎疾患、ワクチン接種の有無も確認（※検査を早める場合あり）
- （成人）女性については妊娠の有無も確認（※保健所での検査を案内）

⑵ 検査の案内

ご家族の方で現在、症状のある方はいらっしゃいますか？

【症状がある場合】

かかりつけ医などの医療機関を受診してください。その場合、事前に電話で「濃厚接触者であること」を伝え、医療機関の指示に従って受診するようにしてください。

【無症状の場合】

症状がない場合、ご自宅で7日間の行動自粛のご協力をお願いします。PCR検査を希望される方は無料の検査を受けることができますがいかがですか。

（PCR検査を希望する場合）

検査申込先の電話番号をお伝えしますので、10時〜18時に自分で申し込んでください。

電話番号は0××−▼▼▼−◆◆◆◆です。

検査キットが届いたら、自宅で唾液を採り、郵便ポストに投函する方法で検査を受けられます。検査の結果は検査機関からショートメッセージか電話で連絡があります。

（妊婦や基礎疾患があり保健所で検査を実施する場合）

※検査日時は感染症担当課職員に確認し、○月○日の○時○分に保健所の駐車場で検査を行いますので車で来てください。

保健所の場所はご存じですか？→わからない場合は説明

検査は車に乗ったまま行いますので、車から降りずにお待ちください。また、マスクは必ず着用してきてください。

検査場所（原則は以下のとおり。変更する場合があるため、確認すること）

開庁日：一般駐車場◆階　　閉庁日：地下▼階駐車場

⑶ 陽性者の友人等が濃厚接触者になっていた場合

　2⑽で把握したご友人の方々も濃厚接触者になられます。陽性者との最終接触から7日間は不要不急の外出を避けること、症状がある場合は医療機関を受診するよう伝えてください。濃厚接触者でPCR検査を希望される方には同居家族の濃厚接触者（無症状）と同様の検査申込方法等を伝えてください。

4　入院医療機関、高齢者施設、障害者施設、保育所に濃厚接触者がいる場合の疫学調査

⑴ 所属先への連絡を依頼

　今後、保健所から施設の方へも連絡を取る必要があるため、関係機関の責任者の方の連絡先を、教えてください。また、施設へ新型コロナに感染していることと、後ほど保健所から連絡がある旨を伝えてください。この電話が終わりましたら、施設へのご連絡をお願いします。

⑵ 所属先への連絡　※感染症担当課員が実施

　関係機関（医療機関、施設等）へ、対象者の名簿提出を依頼し、所属メールのメールアドレスから、職場（学校）へ名簿作成用のExcelファイルを送信する。

　返信があれば、必要に応じて濃厚接触者を絞って、行政検査対象者とする。

5　今後のことについて連絡

　陽性者、濃厚接触者の過ごし方について、以下のとおり簡単に説明する。回答に困る場合は、感染症担当課職員に相談し、場合に

よっては電話を代わってもらうこと。

(1) 陽性者

(症状が軽症の場合)

陽性者の方には、今後は自宅療養をしていただくこととなります。期間は発症日から10日間が目安となります（※発症日を0日とし、翌日から10日間）。

療養が解除される際は、保健所から必ず連絡いたします（解除基準参照）。

なお、自宅療養に関して3点ほどお伝えしておきたいことがありますのでお知らせしておきます。

①これから毎日、体温や体調について健康観察をさせていただきます。可能な方には携帯電話やスマートフォンを使って、ご自身で健康状態を入力していただく問診ツールの利用をお願いしていますがご利用可能でしょうか（はい→自治体システム問診システムの健康観察の流れの説明事項）。

問診ツールの利用が難しい場合は、保健所からお願いをした看護師から電話をさせていただきますのでご協力をお願いします。

なお、体調に不安を感じた際は電話連絡を待たずに保健所へご相談ください。

②また、パルスオキシメーターという血中の酸素濃度を計測する機械を自治体本庁から配送業者を通じてお送りします。配送業者の携帯電話（番号は不明）から電話がかかりますので電話に出ていただくようお願いします。届きましたら、健康観察の前に必ず計測していただきますようお願いします。

（同居の家族にすでに陽性者がいて、送付済みであればそれを使用してもらう）

③食料の調達が難しい陽性者の方には、1週間分の食料などを詰め合わせた自宅療養セットをお送りできますので、必要になり

ましたら保健所へご連絡ください。

対象となれば食料配送希望の用紙に必要事項を記入し、ボックスに入れる。

（濃厚接触者の同居家族や周囲に協力者がいる場合は、食料配布の対象とならない）

陽性者の方へのご説明は以上となります。

(2) 濃厚接触者

続いて濃厚接触者の方への注意事項となります。検査で陰性が確認されても、濃厚接触者の方は陽性者との最終接触日の翌日から7日間はウイルスの潜伏期間であるため、発症するリスクがあります。自宅待機の上、健康観察を行っていただきます。

また、行政検査で一度陰性が確認されても健康観察中に症状が出た場合は、事前に医療機関へ電話連絡したうえで、医療機関の指示に従って受診してください。

（4日目および5日目に抗原定性検査キットで陰性を確認した場合は5日目に解除可能となる。別紙参照）

家庭内に陽性者がいらっしゃる場合は、療養されているご家族の方との接触を最小限とし、室内でのマスク着用、こまめな手洗い、定期的な換気、ドアノブや電気スイッチなどの共用部分の定期的な消毒などの感染対策を行っていただければ、感染対策を始めた日を最終接触日とし、その翌日から7日間が自宅待機となります。

(3) 災害時の避難について

自宅療養中の陽性者及び濃厚接触者の避難等については、基本的には、市町の開設する避難所への避難はできない。

調査時、そのことを説明し、以下の内容を伝える。

●大雨や台風災害時を想定した各市町のハザードマップを確認し、自宅等（療養している場所）が浸水想定区域（洪水、高潮）、土

例1）発症から7日以内に症状が軽快した場合…発症から10日間で療養終了

0日	1日	2日	3日	4日	5日	6日	7日	8日	9日	10日	11日	12日
発症日					症状軽快日					療養終了日	行動制限不要	

+3日間（72時間）

例2）発症から8日以降に症状が軽快した場合…症状軽快日から3日間経過後、療養終了

0日	1日	2日	3日	4日	5日	6日	7日	8日	9日	10日	11日	12日
発症日								症状軽快日			療養終了日	行動制限不要

+3日間（72時間）

例3）無症状の場合…検体採取日から7日間で療養終了

0日	1日	2日	3日	4日	5日	6日	7日	8日
検体採取日							療養終了日	行動制限不要

※陽性判明時に無症状の方で療養中に発症した場合は、例1又は例2の療養期間に変更

　砂災害危険区域に該当しているか否かの確認を各自で行うこと。
- 避難が必要と判断される場合で自宅等（療養している場所）での垂直避難が困難と見込まれる場合は、ほかに安全に避難できる場所（親類宅など）を確保できるかどうかを、各自で事前に確認・調整しておくこと。
- 避難場所が「避難所」しかなく過去の利用経験がある方には避難所へ移動せざるを得ない場合は、事前に市町窓口または保健所へ連絡するよう伝える。
　　　▽▽市：危機管理課
　　　◇◇町：企画総務課

　自宅垂直避難や知人/親族宅等への避難が困難と回答された場合は、過去の避難所利用の有無を確認し問診票の表面に記載する。

6　疫学調査の終了

聞き取り内容に漏れがないか確認し、調査内容を感染症の担当課員に報告し、共有する。

- 調査票の表面の個人情報の上部の項目に記載漏れがないか確認する
- 濃厚接触者の検査対象者（保健所採取 or 配布型 or 送付型申込み）を確認する
- 保健所採取の場合、検査日時等を確認し、案内する
- 保健所採取、配布型の場合は検査予約表に記載する

【参考】

検査方法	対象者
保健所採取	▪妊婦・唾液採取ができない乳児・障害児・高齢者等
A社へ送付	▪上記以外の濃厚接触者（検査受付窓口へ自分で申し込む）
集中PCR	▪接触者（濃厚接触者以外）〈市町自治体等で実施〉

第8章

国内第7波、患者がさらに倍増へ、保健所全職員による対応準備が、功を奏する流れとなり、患者の管理体制等、厳しい状況の中で乗り切れる方向へ

　新規患者の疫学調査は、患者の重症化リスクが高いか低いかで、労力の度合いが異なってくる。これまでの経験から、令和4年6月下旬現在では、重症化リスクの低い患者が圧倒的に多く、ほぼほぼ、軽症者確認のルーチン化として、保健師以外の職員でも支障なく、電話による調査ができるものと踏んで、全職員を対象に協力をお願いしたのであった。

　回覧文書を作成した6月下旬は、それでも、まだ、一応は感染症の担当課職員を中心に疫学調査は続行できていた。

　回覧では、7月4日(月)の週から稼働する旨伝え、手法としては、稼働は新規感染者が夕方の時点で50人以上であれば、当番班（A～E班）に待機をさせ、稼働すれば補助は1日交代とする。当番は、A班の次はB班、というように、A➡B➡C➡D➡E➡A➡B……の順番で疫学調査対応ができるように回していき、もし、日に応じて稼働の必要がない場合は、1週間（土日を除く）の順番待機をお願いしたのであった。

　保健所長とも協議しながら、当番の稼働は、人の流れが活発になって感染者が増えだす頃と考え、おそらく夏休みに入る頃か、お盆の頃か、あるいは……このまま収束に向かって、もっと減ってもらえれば、と思っていた。

が、7月4日(月)から、もう、いきなり稼働、それどころか、この日の週は連日新規の感染患者が60人超え、7月11日(月)の週は100人超え、と、とんでもない状況に陥っていくのであった。

　さらに、盆前には連日200人超え、盆以降の8月下旬には当保健所のピークとなる360人弱を数えたのだった。

　ただ、本当にありがたかったのは、A〜E班と当番を組んでいたが、連日夕方以降、感染症担当課の賑やかな動き、殺気立った状況が、所内全体に、ありありと伝わってくることもあってか、当番の垣根を越えて、当番でもない職員も次々と「手伝うぞー」と、夜の疫学調査に参戦してくれたのだった。

　電話回線が全部埋まる限界まで、連日8人以上の職員が次々と電話をかけた。8人であれば、1人が5人以上電話できれば、新規患者の40人以上を捌くことができ、この上ない、強大な戦力となったのだった。

　電話をかける時間帯は20時までと予定していたが、21時近くまで、当番協力対応をしてもらい、7月末頃までは、感染症の担当課が割りあててきた新規患者の調査はもれなく捌ききることができたのであった。

　第7波の到来は、とにかく凄まじかった。

　実際に、この異常な新規患者の増え方は、筆者のいる保健所だけではなく、自治体全域、いや、国内都道府県全域で、同じだったはずである。

　自治体本庁では、コロナ室も含め、全域の保健所の状況を当然察知し、7月下旬頃から土日も含め、連日疫学調査等の要員として全部局の職員の中から、5人以上の応援職員を派遣してもらえたのだった。その中には複数日参戦できる本庁や自治体施設勤務の保健師が1名含まれていた。

　また、新規患者の入院搬送のうち、施設入所者等でストレッチャーを必要とする場合には、本庁から救急車仕様の車両と運転者を派遣、また、孤発の入院患者が多く、圏域を跨いで患者搬送が必要となる場合にも同様に、本庁から搬送仕様車両と運転士を派遣してもらえたのだった。

　後から自治体本庁の担当部局の主管課の職員から聞いたところによると、自治体全保健所に連日、1日のべ100人以上を派遣していたのだとうかがった。
　決して贅沢を言える立場ではないが、同じ職員を固定して、1週間単位で数人というサイクルであれば、もっとありがたかった。
　交代で派遣となれば、なかなか複数日の勤務は難しく、1日のみ、連続でも2日、最大でも3日、そのため、保健師を疫学調査のスタッフのチーフとして1名含めて派遣されていたのだと思う。

　ただ、派遣保健師はあくまでも、疫学調査派遣要員が患者との電話会話中に症状等で質問を受けた時に、代わって応対してもらう要員とされ、疫学調査票の作成で抜けや不備がないか等の最終確認をしてもらえるように配備されている、と聞いていた。
　もちろん、派遣職員は「勝手にやってくれ」と言われたとしても、疫学調査業務は一応は対応できたものだと思う。
　しかし、補助していただくからには、当保健所の現状、業務の実情や状況を踏まえた話も当然ながら、必要になってくるものと思うし、それは、新規の職員が派遣される毎に、である。

　派遣される職員には、おそらく派遣前日までに、「保健所に迷惑をかけない」が前提であろうから、対応マニュアル等も配布されていたとも思われたが、結局、受け入れ側の立場としては、朝のミーティング等を実施し、業務を割り振ることや、業務の詳細説明をどうしても行わなければならない状況であった。

当然ながら、このような説明を、超多忙な感染症の担当課の職員にやらせては、組織として本末転倒となる。

　実情としては、何度か触れたが、疫学調査の繁忙期は夕方以降になること、午前中に新規患者の発生届は少なく、派遣職員が手持無沙汰になってしまうおそれもあること、最悪、夕方まで単純に待ってもらうようにもなること……もちろん、そのようなことをさせては限りなく申し訳ないことになり、実情を説明した上での他の業務の補助、例えば、文書発送の確認単純作業になったとしても、何か別のコロナ関連業務を行ってもらうよう、マネジメント職員や当方が調整しながら対応していくのだった。

　幸か不幸か、間もなく、8月当初の頃から軽症者の疫学調査が、当日対応のみでは間に合わなくなり、前日の聞き取りができなかった新規患者分の調査をしっかり午前中に対応してもらうようになっていったことで、筆者の余計な心配は必要無くなった。

　なお、派遣職員の「電話」については、自治体本庁から割り当てられた、疫学調査専用の携帯電話が準備され、保健所の電話回線に支障を来すことはなかった。

　6月末までは支障なかったが、新規患者が急激に増えることによって、7月10日頃から、自宅療養セット（食料1人10日30食分や生活必需品）の配送配達が追い付かなくなり、自治体本庁から患者が希望された場合には、再度、患者側に対し「独居で身寄りがない場合にのみ提供」、「親類が近所に居て食料の供給が可能かどうかを確認し、なんらかの供給の手立てがある場合には提供不可」、さらに「複数家族でも1世帯1セットのみ」を伝えるのを徹底することと、配達があくる日ではなく、4〜5日かかる場合もあることを伝えるように指示があったのである。

……ない袖は振れぬ、とは言うものの……。

「5人家族で全員が感染していて、誰も身動きが取れないのに、1
セットなのか？」
「そうである、必要であれば、追加の連絡を後日、保健所にされるよ
う併せて伝えること」
　命令を伝えることは、この上なく簡単だが、その内容を患者に伝え
る保健所職員にとっては、この上なく、胃が痛くなる思いだった。

　特に、疫学調査を行う段階で、「自宅療養セット」が必要か否かを
患者に確認し、「必要です」と言われれば、問診票の所定欄に「自宅
療養セット　要」と記入され、その内容を元に、確実に配布されるこ
とを前提として、「明日の午前中か、遅くとも明日の夕方までには○
○宅配業者から配送されます。今、連絡している携帯番号に○○宅配
業者から、『玄関の入口に置きました』の連絡を入れるようにするの
で、まちがっても、着信拒否とかはしないでくださいね、では、お大
事にしてください」と伝えていたものが……「あなた、親類に食料届
けてくれる人がいませんか？」とか「家族4人で4セット希望されて
いますが、すみません、補充が間に合わず1セットのみですがご容赦
ください」とか、さらには「配達に4〜5日かかりますが、お許しく
ださい」とか……行動に制限をかけられている患者に対しては、非常
に、酷であり、とても言いにくかった。
　でも、伝えるしかなかったのである。

「配達するようにします」、と疫学調査で伝えた後に、悲しい連絡を
した調整の対象者は、振り返れば、調査1日分のうちの十数人程度で
あったが、がっかりされる方、素直に納得される方、やっぱり怒る
方、……様々だった。

　疫学調査の段階から、しっかりと篩にかけるかの如く、厳しい聞き

取りをしなければならなくなったのであった（朝の全職員へのミーティング等で、「自宅療養セット不足を疫学調査の段階で、しっかりと患者に伝えた上で希望を取ってください」と徹底していくのであった）。

　そのうち、数日間の経過、第7波が継続している中で、自治体の患者管理の体制が変わり、自宅療養セットの配布の調整は、自治体本庁が整備する自宅療養者専用の相談窓口の開設と同時に、保健所ではタッチすることがなくなっていき、わずかながらでも、少しずつ肩の荷が下りていくのであった。

　とにもかくにも、第7波における新型コロナウイルス感染症の日々の新規患者の発生件数が200を超えることが連日続いていたが、ほぼほぼ9割以上が軽症の自宅療養者となる。
　自治体独自の患者管理システムは、医療機関の間で情報共有できる体制が取れるメリットは大きいが、軽症の自宅療養者も同等に管理し、すべての患者に疫学調査を実施し、患者情報を入力する作業は尋常ではなく、7月末頃には、職員の疲弊も嵩む一方となっていた。
　感染症法上、2類相当である以上は、全患者の把握が必要となるが、圧倒的に多い「軽症者」の管理を、このまま継続することには、やはり限界が来ていたと思われた。

　重ねて、全数把握として厚労省に発生件数を報告するデータ管理上、国のシステム HER-SYS にも患者情報を入力していたことは先にも触れたが、この入力も全く追い付いていない状況となっていた。つまりは、7月の段階で HER-SYS データを元にした全数把握の数字は、リアルタイムでは、破綻していたものと思われる。
　（国に報告している、真の患者の実数は、日々、それぞれの保健所に出された患者の発生届の数を本庁にあげ、集計されているものであるので、当然ながら支障はなかったが）

　自治体本庁では、この窮地に 8 月初旬から疫学調査で電話をする際に、軽症者についてはインターネットやスマートフォンを利用できるかを確認し、可能な場合には、必要な患者情報を患者自身にオンラインで入力してもらえるように体制を切り替えていった。

　オンライン入力が困難な患者へのフォローについては、当初から保健師や看護協会の看護師職員が直接電話で情報を聞き取る作業が行われており、その中に組み入れて、継続して対応していくこととなる。

　自身の患者情報を入力してもらう体制となれば、もともと国の HER-SYS でも、ID が付与されれば My HER-SYS により、健康観察等も患者自身で入力して管理できる体制が確立されており、さらには、「療養証明書」も患者自身でスマートフォンのスクリーンショットを通じて印字すれば、保健所からの書面を待たず、保険の申請も自己完了できることになる。「優れもの」なのだから、もう、これを利用しない、という選択肢は無かった。

　ここで、再度、改めて説明を加えることになるが、保健所でのコロナ患者の管理は、医療機関でコロナを診断した際に提出される、「新型コロナウイルス感染症　発生届」を受理したところから始まる。管理を始めるための「通行手形」と思えばわかりやすい旨前述したが、すべて、紙、書面であった。

　このため、当初から、医療機関では、コロナ患者は診察するが、HER-SYS を入力する作業は殆ど行われておらず、保健所に提出された発生届をもとに保健所職員が入力をする流れが、ほぼほぼ確立していたことや、医療機関には自治体の患者管理システムの方への入力をお願いする体制になっていたこともあり、今更ながら、医療機関に対して、患者の発生届について HER-SYS 入力に切り替えてもらうように統一することは、非常に難しかったと思う。
　（患者の全数把握体制が変わるようになるまでは）医療機関からの発

生届の受理体制は変えずに、引き続き、書面での提出を求めることを継続していくのだった。

　ただ、自治体としては、今後のことを考慮し、主流として HER-SYS 管理に切り替えていく体制も図っていきつつ、自治体の患者管理システムも HER-SYS と同等に、「療養証明書」を印字できる機能を付加させ、当システムからスマートフォンに「本日で健康観察は終了です」旨、患者に直接メッセージを、容易に送信できる機能を設けさせ、バージョンアップさせていくのであった。

　７月からの急激すぎる患者の増加は、当自治体本庁に改めてスイッチを入れられたかの如く、８月に入ると同時に、体制を一新させて塗り替えていくかのように、自治体本庁から保健所に派遣されてくる職員に、作業を依頼していく応援業務体制も、後から思えば、日々更新して伝達説明しているような状況であった。

　８月中旬には、発生届を元に軽症者なのか、中等症で管理を伴う者なのかをトリアージし、

①保健師等職員が電話の疫学調査で聞き取って作成した問診票の内容の入力データ
②患者自らがオンライン入力し、自治体中央に集められた当医療圏の患者のデータ
③患者の家族、濃厚接触者が検査センターに郵送した検体で陽性判定されて、新たに患者となった者から職員が調査して、聞き取って問診票を作成したデータ

　この３分類のそれぞれのデータを、マイクロソフト Excel のデータベース入力を介して HER-SYS と自治体独自の患者管理システムの二つのシステムにそれぞれ振り分けることができるようになる体制に一

新したのであった。

　筆者は不勉強で知らなかったが、マイクロソフトの「Teams」の活用により、感染症の担当課職員のグループ単位内でエクセルソフトの共有使用が可能となり、複数人が同時にそれぞれのパソコンでデータ入力ができることから、例えば交代で休暇を取っている職員がいれば、その席に、派遣応援職員を置き、当該データ入力を実施してもらうことで、各段に作業効率の向上を図れる体制を取れることを学んだ。
「Teams」は「遠隔で画面で会議をする」だけではないんだ、と遅れ
ばせながら知ることができ、筆者が低レベルなだけで、既存ソフトの
多大なる有効活用により、保健所のコロナデータの入力作業が大きく
進歩を遂げていたのであった。

　8月の自宅療養者の対応で大きくスリム化した保健所の業務としては、自宅療養セット、食品の配送のことでも少し触れたが、自宅療養者の専用の相談窓口、生活上の問い合わせを本自治体で一本化して対応できる窓口を、同じ8月の中旬から併せて稼働開始するようにしたこと、重ねて、保健所に医療機関から発生届が提出されると、疫学調査開始時、初めての患者連絡、ファーストコンタクトは必ず、確実に行うことから、その時に、10日後の療養終了予定日（無症状であれば7日）を患者に伝えることとし、療養解除の電話連絡を省き、行わないことで統一したこと。
　加えて、万が一、自宅療養者で体調が悪化した場合の相談窓口についても、新たに、健康フォローアップの電話相談窓口を当自治体で一カ所に一本化して、ほぼ同時に稼働する運びとなり、本来保健所に相談されていたものを代わって受けてもらえるようにする体制が整備されたのであった。

第9章

国内発生から3年経過、感染症法上2類扱いのまま、患者の全数把握体制の見直し、手記の一応の終了へ

そして、8月下旬、遂に、岸田総理大臣が「発生患者すべてを把握する全数把握体制を見直す、9月26日から全面施行する」という英断に踏み切ることに至ったのである。

長い道のりだったが、8月下旬頃には、新規患者の発生人数が、1日100人を下回るようになり、筆者がこの手記を書き始めた9月中旬には50～60人となっていくなど、順調に患者の減少は進んでいくのだった。

9月26日の全数把握の見直し全面施行に向けて、方向性としては、発生届を必要とする対象患者を重症化リスクの高い者のみに絞っていくこととなった。

具体的には、次の4類型が発生届の対象者となった。

①65歳以上の者
②入院を要する者
③重症化リスクがあり、かつ、コロナ治療薬の投与が必要な者
④妊婦

また、重症化のリスク因子は、65歳以上の高齢者、悪性腫瘍、慢性呼吸器疾患、慢性腎臓病、糖尿病、高血圧、脂質異常症、心血管疾患、脳血管疾患、肥満、喫煙、固形臓器移植後の免疫不全、妊娠後半期、免疫抑制・調整薬の使用、HIV感染症の15項目が挙げられていた（国の新型コロナウイルス感染症診療の手引き・第8.0版を参照して記載している）。

　47都道府県の中では、これまでの全数把握体制を継続すべきと主張する県もあるなど、いろいろと意見が飛び交う中、患者の大半を占める軽症者の存在がある以上、そのまま無視することにはならなかったようであった。どうしても、感染症法上第2類相当の扱いが変わらないことを含め、発生届出対象外となる患者の管理として、医療機関で診断された人数だけは把握する必要があり、新たな管理体制を示されることとなった。

　手法としては、日毎の患者の総数及び日毎の患者の年代別の総数をHER-SYS に入力して報告をする体制となったのである。

　また、対象患者に関する人数報告のみの管理は、自治体で一本化する。そして自宅療養者をフォローアップしていく窓口「フォローアップセンター」に患者自らがオンラインで登録をするように、診断した医療機関から当該患者に伝えてもらう体制を確立していった。

　当自治体では、これまで、新規のコロナ患者の医療機関から保健所への発生届は、ほぼFAX による提出で受理していたことを紹介してきたが、9月26日以降は発生届対象外の患者の人数を HER-SYS により管理するようにもなるため、今後、医療機関には一律に、HER-SYS への入力を主体として対応してもらえるようお願い・周知していくことが必要となった。

　各医療圏を受け持つ保健所では、医療機関が HER-SYS に入力した患者情報を確認し、発生届を出力したうえで、改めて保健師等が各患者への疫学調査を実施して、これまでと同様に問診票を作成していくのであった。その情報を元に、派遣職員が当自治体独自のシステムに入力。4類型の重症者リスク患者の管理を継続し、当自治体内で、患者を診られる医療機関であればどこでも患者情報を共有でき、治療等で万全を期する体制を継続していくのであった。

こうした周知の結果、医療機関の各施設では9月26日以降、HER-SYSへの入力に支障を来し、従来のFAXでの発生届を元に保健所が入力対応をしなければならない事例は殆どなくなり、新しく見直された全数把握体制は、本自治体では順調なスタートが切れたのであった。

　10月に入ると、8月にピークを迎えた第7波の新規患者数はさらに、少なくなっていき、発生届の対象患者が絞られたことも含め、新規発生届の件数は著しく減少した。
　但し、新規患者がゼロとなる日はなかった。

　もともと全発生届のうち、軽症者の割合が大半を占めていた、ということもあり、毎日200件以上の発生届が保健所に舞い込み、物理的に処理が不可能になったところへ、自治体本庁の計らいによる、職員応援派遣、人海戦術による患者対応処理が繰り広げられた日々について、検証できる立場でもないが、確認しておきたい。

　新型コロナの保健所現場の業務は、その場しのぎで、単純に人を送り込めばOKというものでは決してない。保健所職員を筆頭に業務に携わる自治体本庁の感染症担当課のみならず、厚労省の感染症担当部局まで、立場は同じものになると思うが、やはり、保健所の末端の現場になるほど、患者と直に接触、折衝する立場が多く、責任の度合いも大きく、精神的にも肉体的にも、スタッフの疲弊度が強くなることを理解していただけただろうか。

　もし、現在の感染症法の体系が未来永劫変わらない場合を想定してみる。まず、コロナとは異なる新興感染症が発生して対応が長期にわたるような兆候があるものだった場合、この新型コロナと同じように、感染の広がり等方向性をただ、机上で模索しつつ、ウイルスが著

しく変異を繰り返すようなら、臨床データをひたすら集めながら、3年？　いや、場合によっては10年程度長引く中、同じ対応をせざるを得なくなるのだろうか。

　仮に、感染症法の体系を変えられるならば……。

　例えば、パンデミックになるような感染症は、新たな別の法律、「流行を伴う新興感染症の管理と治療に関する法律（仮称）」を起こして、強力に管理できる体制にしておいてもらいたいものである。

　まず第1に、患者の拘束について、治療を全面に法の中で規定しておき、始めから拘束を全国民に周知させておく（入院を延ばす云々で専門委員等の審査などは一切行わない）。

　第2に、国公立のパンデミックに備えた感染症専門医療機関を別途、いつでも必要に応じて立ち上げられる状態にしておく（患者を診る場所さえあれば、医師であれば一律にPPEの着用で診察が可能になる）。

　第3に、同医療機関の人員スタッフは、必要に応じて都道府県知事が招集できる体制を敷いておく（「うちでは診られない」、と言う医療機関がなくなり、特定の医療機関だけが苦慮することなく平準化体制が取れる。一連の流れとして法の中で規定されさえすれば、医師の先生方は堂々と動けるようになるものと思われるからである）。

　第4に、PCR検査体制は、現在、稼働している試験検査施設に国公立民間を問わず、国の指揮で検査に必要なキット等を準備、配布し、希望者が誰でもいつでも検査を受けられる体制を構築しておく……。

　……これは、現実的には、夢物語としかならないだろう。

　ただ、筆者は耳年増で、地球温暖化も含めて、本来、活動が閉ざされていた生き物が活動を始めるようになると、その生き物が保持している未知のウイルスが人間界にばら撒かれるようになると予想される。実際にこの新型コロナウイルス感染症も蝙蝠が媒介した？　ような話も聞こえてきたことも含めれば、新たに発生してくるウイルスに

伴う新興感染症が、頻繁に起こってくる可能性は、決して否定できないものではない。

　筆者としては、次の新たな感染症発生を「縁起でもない」、とは言えないような気がしてならないのである。

　人体の神秘ではないが、新規のウイルスでも、免疫さえあれば太刀打ちできるわけで、新型コロナウイルスとて、無症状のまま、過ごせた患者も大勢いたこともあり、「ヒト」を宿主としているウイルスとしても、存続することに必死なのかもしれない。

　宿主の「ヒト」を当該ウイルスで殺してしまっては、ウイルス自体が増殖できなくなり、ウイルスも死滅してしまい、そのまま絶えていくこととなる。

　そのようにさせないために、「新型コロナウイルス」が、なんとか「ヒト」と共存できるように、変異を繰り返しながら、第1波、第2波の波毎に患者をどんどん増やしながら、これだけ長引かせてきているんだ、という説も聞こえてきている。

　この説が正しければ、そして現在に至っていることも加味すれば、まこと、辻褄が合うところである。

　変異により、新型コロナウイルス感染者が倍増していく限りは、「ウイルス」の宿主として「ヒト」との相性が非常に良い、ということになり、通常の生活をしていく以上は、感染者は増える一方となるわけで、第8波、第9波で発生する患者、いわゆる「感染者」としての無症状者が有症状者を上回るような方向に進めば、それなりの「共存」が完成していくということになるのだろうか。

　筆者の乏しい考えではあるが、もし、この考えが当たっていれば、次に来る第8波が第7波と同程度の患者の発生で有症状者が少なくなる状況であったならば、初めて、収束に向かうという流れができることになる。

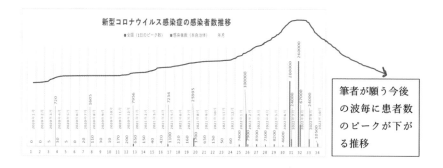

令和元年12月を起点して、現執筆中の本日が令和４年11月下旬であることから、ほぼ丸３年で中間期を迎えたことになり、折り返しとして、あと、もう３年で「新型コロナウイルス」が「ヒト」との「共存」を完成する、という予測が立てられることになる。

　あくまでも、この話が正しいとすれば、あと３年間、現在の感染症法の「第２類」相当が継続することになり、感染者の保健所の管理は、まだまだ継続するわけだが、有症状者の動向が安定しさえすれば、「第５類」に見直されることになるとも思われ、筆者としては、その時期が１日も早く来ることを祈るばかりである。

　というのも、感染者は８割から９割は軽症者である。筆者は保健所の管理職である立場なので、保健所の職員を守る立場として、１日も早く、患者管理から、ただ解放されるようになることしか頭にない。その思いでいっぱいなので、例えば、「第５類」への切り替えは、時期尚早だ、困難だ、安易ではないと唱える学者や先生方には、誠に申し訳ないが、筆者の身勝手な見解にご容赦願いたいところである。

　全く話を変えるわけではないが、「第５類」への道は、「決定的、絶対的な特効薬が現れること」、又は「重症者の管理が容易になること」が大きな条件になると思っている。

傍観者的な立場でしかなかったが、特効薬の出現は、今般、11月22日、国内Ｓ社の12歳以上から使用可能な経口治療薬の特例緊急承認が行われたわけだが、これから、多く利用され、データを集め、より有効性が見いだされることを確証するようになるには、まだ、もう暫くはかかるのではないかと思う。

　が、しかし、大きな前進であることは間違いないはずである。

　あとは、重症者の管理が容易……裏を返せば、死ぬ患者が（殆ど）居なくなる、という意味になるが、合併症を含め、死者数の割合は少なくなっていったとしても、決して継続的な長期間でゼロになることは、まず無いため、「第5類」に切り替える国の英断は、よほどのことがない限り、永遠に「時期尚早」として見送られていく可能性が高いのではないか、という気がしてならない。

　堂々巡りとなるが、「第5類」への転換が当分無理、というのであれば、感染症法そのものを見直していく手法を、改めて厚生労働省の偉い方、国会議員の偉い方に考えていただくしかなさそうである。

　この8月下旬頃、政府が内閣官房に来年度に感染症対策の司令塔組織として「内閣感染症危機管理統括庁」を調整していく旨新聞に掲載されていた。その後、具体的な組織の仕組みや計画についての進捗状況を報告する記事は確認できていないが、一国民として期待したいところである。

　筆者が、この手記を起こして、約3カ月が経過し、現在は、令和4年12月の半ばに入った。

　やはり、新型コロナウイルス感染症との闘いは「3年」を確実に超えそうである。

　世間では、コロナの有識者の一部が「第8波」に入った？　と言われる中、医療機関も保健所も患者の管理で、8度目の多忙となる業務に現在、また、新たに、増えつつある患者の対応に日々戦々恐々とし

てくるのであった。

　ただ、何度も記すことになるが、9月末に全数把握の見直しで岸田総理の英断を仰ぎ、発生届を必要とする新型コロナウイルス感染症患者は重症化リスクの高い者に絞られたことにより、当保健所の「第7波」となる令和4年7月と8月のような、いわゆる無間地獄の様相は、一応無くなったものと考えていたが、残念ながら、患者の母数が増えてきていることで、当保健所の感染症担当課の水面下の調整は、報道レベルには至らないながらも過酷な調整が必要となる対応が始まってきていたのだった。

　コロナの発生届作成対象の重症化リスクの患者、発生届を医療機関が発行しない、患者自らが登録センターに自己報告を行うとする陽性の患者を併せての感染者の母数が増えてきつつある中で、保健所の出番が相対的に減ってきている傾向が続くならば、有症者（軽症者含む）よりも無症状者の割合が増える方向になっているとも考えられ、素直に喜ぶことができる。さらに、この状態があと数カ月以上続いたとしたら、いわゆるウイルスとの「共存」のゴールも近くなっているのではないかと、筆者の知識レベルの低い範疇で密かに期待していたところであった。

　その思惑は、残念ながら、大幅に崩れていき、重症者リスクの患者、医療機関からの「発生届」が出される患者数が日に日に増え、やはり年末、年始に向けて、当保健所管内において、連日100人程度の新規患者を数えるようになった。

　これまでとは、また違った問題点も生じてきており、水面下で保健所職員が苦悩している。調整例の二つを具体的に記せば、

　　①医療機関で入院必要と診断されて、入院調整、入院完了後、症

状的に自宅療養でも可能となり、保健所職員が連れ戻しの対応
　　をするケース
　②患者個人が救急車を要請し、救急搬送されたものの、症状が安
　　定していて、入院の必要のない患者を自宅に連れ戻す対応をす
　　るケース

　であり、特に後者の対応にかかる緊急電話を夜中や明け方に受ける
場合が、度重なったことから、「憂慮する対応」として挙げた例であ
る。

　わかりやすいように、具体化して図示すれば次のページのように記
される。

「何か支援策はない？」は筆者の強い思いであるが、救急搬送になら
ない患者対応は、感染症法上２類相当である以上は、保健所が行わな
ければならないことから、件数がさらに増えてくれば、第７波と同等
に無間地獄に陥っていくこととなる。
　一時、新規患者が少なくなったこともあり、感染症担当課以外の職
員の間では「もう収束した」と勘違いし、安易に考えていた者もあっ
たが、また状況が逆戻りしていることを伝えた。このことで、全保健
所の職員のガッカリ感、ストレス度は半端なく、特に感染症担当課職
員の精神的な疲労は計り知れないものになってきているものと思われ
た。

　このような対象患者の対応が増えている中で、仮に５類になった場
合には、保健所の調整が、殆どなくなることにはなるのだが、なかな
か思い通りには運ばないようである。

　感染症法上２類相当の扱いが３年続いてきたことから、医療機関の
みで患者調整をする場合、症状上支障ない場合に、帰宅させる例につ

保健所保健師等担当職員の苦悩例

（発生届対象患者は減ったが、次のような対応が急増中）

●医療機関で入院必要と診断して、入院調整、入院完了後、自宅療養でOKとなり連れ戻しの対応をするケース

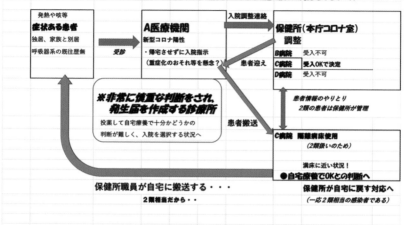

●救急搬送されたものの、症状が安定していて入院の必要のない患者を自宅に連れ戻す対応をするケース

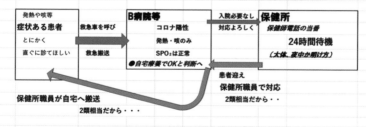

常に、新たなコロナ患者の待機電話の不安が付きまとう、
その他、精神疾患関連の緊急電話の待機も含め、
職員に新たな精神的 不安に苛まれるストレスが発生している。
5類相当になるにはまだまだ時間がかかる様相である。何か支援策はない？

いては問題ないと思われるが、受診後に症状が酷くなった場合で、受診した医療機関側から救急搬送を行う必要が生じた場合の調整には苦慮するものと思われる。

　このようなことを考慮すると、やはり、画一的に、全国的に、おいそれと簡単には５類には移行できないような気もしてくるところである。

　５類への移行が困難と思われる事項に、患者側に立てば、費用負担も大きな課題となり、２類相当で国がすべての医療費を負担しているから、治療が受けやすいが、感染力が強いものの症状は殆どが軽症となれば、医療機関を受診せず、蔓延化が進んでしまい、重症化リスクの高い者の死亡者数も増える可能性が出てくる。また、ワクチン接種費用も自己負担となれば、既に５回接種している者にとっては何の支障もないが、未接種者側にとっては、さらに接種を控えてしまうようになることが懸念される。

　変異株も次々と出てきているため、ワクチン製造も、その変異株に対応できるものへの変更が繰り返されるような事態となってきていることから、結局は、第８波とされている患者の発生上限が見極められ、患者が減っていく段階になった時に政府が発表するであろう。新型コロナウイルス感染症に対する新たな英断が、極めてタイムリーに下されることを期待していくしかなさそうである。

　令和５年１月上旬、厚労省が全国の感染者数の累計が3,000万人を超えた旨の報道があった。

　発生届の報告累計となり、もちろん２回以上感染した患者も含まれているだろうが、裏を返せば、まだ、国民の３分の１も罹患していないことにもなるという見方もできる。

　先にも記したが、国民全員が何らかの形で感染するには、無症状者を加味したとしても、やはり、２類、５類は別として、筆者の無責任な仮説が正しければ、あと３年以上の経過が必要になる、ということ

なのであろうか。

　さらに、憂慮すべきこととして、夏の南半球で昨年よりも流行した季節性インフルエンザの影響から、コロナ第8波に伴うダブル感染が恐れられてきていることである。

　決して、予断を許さない状況なのだろうが、筆者個人としては、全く別物のウイルスが一つの宿主で共存していくことは、どうしても考えにくく、ダブル感染の場合は、まずコロナに罹患、コロナウイルスが体内から消失してからインフルエンザウイルスに罹患？　となるのか、又は逆の順番になるのか、……それでは、初めに体内に侵入したウイルスが優位になるような単純なものになってしまうが……それでいいのか？　と思ってしまう次第である。

　二つのウイルスの感染力が均衡して、別物のウイルスと「ヒト」が認識できない時に、ダブル感染も起こりうるのか、それは流石にわからないが、「ヒト」の免疫応答の繊細なメカニズムの中で、異なるウイルスの見分けが付かないようなダブルの感染、ということは無学な筆者であっても、どうしても考えにくいところである。

　当自治体はまだ、該当にはならないが、12月下旬に、厚労省から次のとおりインフルエンザの流行が始まった旨の報道がなされた。

　　～令和4年第51週（令和4年12月19日から令和4年12月25日まで）分の感染症発生動向調査で、インフルエンザの定点当たり報告数が1.24となり、流行開始の目安としている1.00を上回りましたので、速報としてお知らせいたします。～

　具体的には、1週間毎に保健所に報告をお願いしている、いわゆる感染症患者を診断した場合に保健所に報告をする医療機関（人口3万

人単位で1施設以上定める）からの報告で、7日間で7人以上、つまりは、人口3万人地域の単位で、全国平均1日1.24人、1人以上のインフルエンザ患者が発生していますよー、として注意喚起の目安を示す、「流行開始」とする報告がなされた、というものである。

　1週間、7日単位の報告で、仮に14人ならば、1定点1日2人以上、21人以上ならば1日3人以上となり、本当に流行した、となれば、1定点1日10人とか20人とか、患者人数が著しく増え、全国平均で1日10人を超えた場合、注意喚起のランクの指標として「注意報」、その10人以上が2週以上継続すれば「警報」として示されるようになる仕組みとなっていると聞いている。

　令和5年1月の第1週を過ぎた、1月13日現在（令和5年1月2日から令和5年1月8日までのデータ）の全国の定点医療機関の1日単位のインフルエンザ患者の平均人数は、4.73人であり、2週間の経過、定点で3人以上の増加、ジワジワ増えてきているという見方となる。

　コロナとインフルの同時流行の懸念もさることながら、本自治体では、定点報告の平均では、まだ3人であり、流行の注意報を呈するところまでは増えてきていなかった。

　しかしながら、小中高で3学期が始まったところであり、流行が進む場合には、一気に感染者数が増えることが懸念されるため、患者を受け入れる医療機関としては相当警戒しているものと思われる。

　耳年増的にネットからの情報で恐縮ではあるが、コロナとインフルの二つの同時感染は呼吸器症状をより重篤化することが予想され、生命を脅かす危険性がある旨、何人かの臨床医師から報じられている。

　しかしながら、実際に、同時感染の患者に関するデータの蓄積は、正に、これから始まるということで、単純に、誰もが、万人の立場になれば、ただ「不安」としかならない。

　インフルエンザの予防対策については、まめな手洗いとうがい、免疫機能強化（睡眠と栄養が基本）等が挙げられ、コロナと殆ど大差はないが、決定的に違うのは、インフルエンザは、発症前からウイルスをばら撒くことは殆どなく、治療法も確立していることから、単独感染のみであれば、仮に2月に「警報」が発令されたとしても、3月、4月までには、例年通り落ち着くものと予想される。

　筆者としては、医師ではないので、外野的で、無責任極まりないが、同時感染したと診断された患者の治療に係る手法等は、これから各臨床医師の先生方が様々な患者の症例に立ち向かわれ、それらの対応データを元に、的確な、新たな治療方針が確立していくことものと期待されるところである。

　今後の新型コロナ患者の増え方を注視しつつ、令和5年1月、「第8波」である旨断言されつつある中で、近未来になるであろう、全国民の緩やかな免疫獲得に向けての、意味のある収束、ウイルスとの支障ない共存の兆候が見えてくるような収束、に期待しつつ、まだ、終わりそうで終わらない「新型コロナウイルス感染症」の一連の手記をこの辺りで終了することとしたい。

　筆者は「行政薬剤師」として、保健所の一員として、技術職員の管理職という立場で新型コロナウイルス感染症と闘った。
　所長以下感染症担当課を中心に全職員がワンチームとなり、一丸となって動けるように調整し、管内地域におけるコロナ患者の管理、感染拡大の防止に丸3年間努めてきた。しかし、この闘いは、まだまだ続いているのだ。感染症担当課の職員は、交代で休みをとられているとしても、気持ち的には殆ど休めていないものと思われるのである。

　とにもかくにも、最後は、職員を守る立場を優先することとし、保健所職員にとって、非日常ではない、普通の、通常の業務に戻れるよ

うに、１日も早い、新型コロナウイルス感染症の「終焉」を願いたい。

　令和５年１月15日㈰

　これまでに、３年間、筆者の業務についていろいろと助言や指示、ご指導をいただいた、３人の保健所長や本庁感染症担当課・コロナ対策室、自治体試験検査機関の公衆衛生医師の先生方、Ｂ保健所の医療圏の医師会長他各病院医院の臨床医師の先生方並びに診療、ワクチン接種で御協力や助言をいただいた各病院の事務長他皆々様方に謹んで御礼を申し上げたい。
　御芳名を一切記載できないことも、どうか、御理解くださるよう、併せてお願い申し上げる次第である。

　さらに、なによりも、二つの保健所を通じて、第一線で矢面に立って闘った感染症担当課の保健師他職員、一緒に一丸となって支援し、動かれた保健所全職員の方々に対し、敬意とともに退職時に大声で御礼を伝えたい（願いは３月31日までのコロナ終焉だが……）。
「本当にお疲れ様でした。ありがとうございました」と。

行政薬剤師が今般のコロナ手記を綴った思い、後継者に公衆衛生を司る業務の意義深さや思いを伝え、筆をおく

　さて、終わりにあたって、私事で恐縮ながら、行政薬剤師の立場から切実なお願いとして、申したいことがある。

　薬学教育が６年になったことで、薬剤師免許の取得にあたって、臨床薬剤師の存在価値が向上する中、給与体系の面も含めて、行政を希望する薬剤師、行政薬剤師が今後、増えることは、筆者の個人的な見解のみならず、残念ながら、もう無いものと思われるようになった。（本自治体、令和４年度の薬系大学卒業予定者の採用者ゼロ……志望者も年々減少）

　とはいえ、筆者のような立場の薬剤師が定年を機に途絶えていくと、自治体での公衆衛生に寄与する専門職種としての「薬学」の文字もなくなっていくことになり、薬剤師法第１条の「薬剤師の任務」で掲げられている「公衆衛生の向上及び増進に寄与し、もって国民の健康な生活を確保する」という、もっとも保健所業務を説いている条文に沿う業務に携わる者がいなくなってしまうことにもなり、本当に、この上なく、やるせない限りである。

　そこで、今、薬学部等で薬学を専攻されている学生さんにお願いしたいことがある。現在、臨床薬学、臨床薬剤師は、高齢社会に対応するための、地域包括ケアシステムでの医師や看護師に薬剤師が加わり、介護福祉士とチームを組んで、在宅を中心に、地域医療での活躍の場も増えてきている。行政薬剤師も同じで、保健所で活躍し、公衆衛生医師や保健師と一緒に業務ができるように行政に入ってこられ、

公衆衛生向上の立場で、対人業務に参画してもらえるように汗をかいていただけないだろうか。

　これは、筆者が果たせなかったことではあるが、「薬剤師」として、行政での存在感を示しつつ、自治体住民のために活躍し、未踏の道を切り開いてもらえないだろうか、と強く願う次第である。

　現状の生活環境担当業務での行政薬剤師は、存在意義としてはそれなりに高いものと自負してきていたが、保健所業務を公に紹介するような場面は非常に少なく、機会も殆どなかった。

　かく言うこの手記での行政薬剤師の立場における保健所でのコロナ業務は、医師、保健師等の後方支援的な立場に過ぎなかったが、コロナ以外の保健所の業務は、端的に言えば、「医師の絡まない」業務の幅が広くなりすぎ、実際に「生活環境や衣食住」に関わる業務が中心となっている。

　ただ、その生活環境に関する業務は、あまりにも身近すぎて地味、今でこそ「地球にやさしい」業務として環境政策に関する業務が注目されるようになってきているが、薬剤師にとって、医療の対人業務と比較して、対物に関わる業務は、公衆衛生上の業務であっても、関心度は低いものになると思われる。

　薬に関係する業務は、生活環境業務の中に含まれており、薬局や医薬品販売業者に係る、許認可を伴う薬事監視は行政薬剤師の業務として紹介しやすいものではあるが、それらは、ほんの一部にしか過ぎない。

　広域な環境に目を向けての具体的な業務では、例えば「各工場の排ガス・排水による大気汚染・水質汚濁状況の監視」、「廃棄物処分場問題」等であり、社会的に大きな問題を抱えている。しかしながら、内

容的に各論で騒ぐことはあっても、決して、総論的に目立つような業
務にはならないのかもしれない。
「食」の衛生となる、食品衛生では、食中毒防止のための給食施設や
飲食店の衛生監視、「住」の環境衛生では、延べ面積の大きい建屋の
住環境の監視等、日々対応しており、業務としては、地味に見えるも
のの、内容は広く多岐にわたり、それぞれが、自治体住民の「生活環
境」を守る仕事に繋がっており、人が生きていく上で決しておろそか
にはできない、非常に重要なものである。

　公衆衛生に携わる薬剤師、これが「行政薬剤師」である。
「公衆衛生」とは、「公衆」（みんな）の「衛生」（生活を衛る〈守る〉
こと）、なのである。
「患者」のみならず、「公衆」（地域の）すべての住民を守る、尊い業
務となるのである。
　どうか、特に、これから国家試験を受けられ、薬剤師になられる皆
様に限定した言い方になるかもしれないが、行政薬剤師として、国、
地方自治体での活躍の場があることをもっと知っていだけるよう、ま
た、自身の就職先の選択肢として加えていただけるよう、この場を活
用してお願い申し上げたい。

　なお、本来の公衆衛生上の生活環境担当課の業務解説を他で望まれ
るものであるならば、筆者としては、このコロナと同等に手記を綴る
ための引き出しは準備できているところである。

　コロナと同じような長期戦のようなものはなかったが、それでも、
一筋縄ではいかない、正にドラマになるような事件や事例は、やは
り、これまでには、数限りなく経験してきたものと自負している。
　まず、需要は皆無と思うが、もし、筆者にコロナ以外の「行政薬剤
師の業務」に関する執筆の要望があるならば、いくらでも紹介してい
きたいと思っている。

私事が非常に長くなって誠に恐縮であるが、行政薬剤師を、あと約２カ月で終えようとしている切実な立場、思いとして、この訴えに紙面を割いたことを、どうか、ご容赦願いたい。

令和５年１月16日㈪

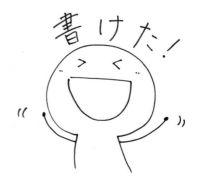

はやし　まさひろ

昭和37年、北九州市生まれ。
父親の転勤異動に伴い、中学・高校は静岡県、大学時代
は埼玉県で過ごす。
昭和63年、城西大学大学院薬学研究科修士課程を修了。
同年、行政薬剤師として某（都道府県）自治体に奉職。
35年間の勤務を経て令和５年３月定年退職、現在に至る。

【著書】
『行政薬剤師とは何だ？　〜35年間の業務格闘手記〜』発
刊予定

行政薬剤師の手記
保健所における新型コロナとの闘い

2024年２月26日　初版第１刷発行

著　　者　　はやしまさひろ
発 行 者　　中 田 典 昭
発 行 所　　東京図書出版
発行発売　　株式会社 リフレ出版
　　　　　　〒112-0001　東京都文京区白山 5-4-1-2F
　　　　　　電話 (03)6772-7906　FAX 0120-41-8080
印　　刷　　株式会社 ブレイン

落丁・乱丁はお取替えいたします。
ご意見、ご感想をお寄せ下さい。